葉子先生の育児本

子どもの病気は食事で治す

体質と発達にあわせた食養生と酵素食

葉子クリニック院長
内山葉子

評言社

はじめに

今、子どもたちの食事がかなり深刻です。

戦後の食糧不足を解消するために輸入小麦でつくった「パン」に始まり、間違った育児本による「牛乳」をベースにした学校給食の普及。そして、豊かになるにしたがい肉食や甘い砂糖菓子、清涼飲料水が日本全国に広がりました。また、技術の進歩や嗜好《しこう》の多様化などで、加工食品やスナック菓子がとても増えました。

また、子どもの数が少なくなったこともあり、「子どもにとって必要なもの」ではなく、「子どもが喜ぶもの」を与えてしまい、さらには、忙しく働く女性の家事を軽くする電子レンジなどの普及や、レトルト物などの加工品が多くみられるようになりました。街のあちこちにあふれたファミリーレストランやファストフード店、コンビニ店は加工食品のオンパレードです。

このように、子どもの食とその環境が大きく変化しているのです。

食は子どもの身体をつくります。味覚も子どもの時期に植えつけられます。その記憶は生涯にわたってその人の食習慣を決めていきます。現在は、このような食事をしてきた人たちが親となり祖父母となっている時代です。「食べ物もどき」と気づかずに、当たり前のように口に入れているのが現代社会における子どもの食事環境なのです。

日本は現在、世界に誇る長寿国ですが、それは戦前の和食、粗食で育った世代が押し上げているものです。数字上は世界一の長寿国ですが、この数字は、「乳幼児死亡率がきわめて低い」「寝たきり老人が多い」ことが大きな要因になっていることを知らなくてはなりません。乳幼児の死亡率が低ければ平均値はグンと上がります。また、健康老人も寝たきり老人も、寿命の計算としては同じ扱いです。

平均寿命は世界一ですが、同時に日本は今や病気大国でもあります。

平均寿命といえば、かつて沖縄県は男女とも最長寿県でした。ところが、二〇一三年では女性はトップの座をゆずり三位、男性はなんと三〇位にまで落ちています。気候風土は亜熱帯の温暖な地域で今も昔も変わっていません。遺伝子は、この短期間で変わるはずはありません。だとすると、この要因は、生活環境の変化以外にありません。生活環境の大きな変化のなかに車社会による運動不足がありますが、これは沖縄県だけでなく日本全国にみられる現象です。最も変化したのは「食事」です。

戦後(一九四五年)~一九七二年まで、沖縄県はアメリカに占領されていました。そのため、ハンバーガーをはじめとするファストフードやステーキなどの肉食文化、アイスクリームなどの乳製品が本土よりもいち早く沖縄県で普及しました。戦後生まれの沖縄県民は、多くの人がそうした環境で育ったわけです。この食文化の変化こそが、沖縄県民の生活環境における最大の変化であり、平均寿命低下の要因なのです。

日本一の平均寿命を誇っていた沖縄県民の子孫である戦後生まれの人々が、わずか七〇年で日本の平均以下にまで寿命を引き下げてしまったという事実は、軽視してはいけません。沖縄県以外の本土では、これらファストフードをはじめとする食文化の変化がみられ始めたのは、一九七〇年代に入ってからです（一九七一年日本マクドナルド創業）。そして今や、日本の全国民がこうした食文化に侵《おか》されているといってよいでしょう。

食事は、その国の人々、文化をつくりあげている最も大きな要素です。フランス人はフレンチ、イタリア人はイタリアン、中国人は中華料理、そして日本人は和食によってその国の人になるのです。食文化というものは簡単に変わるものではありません。戦争に負けても、ドイツ人がフランス料理を好んで食べることはありませんし、イタリア人がアメリカ食を進んで食べることはありません。ところが、日本では戦後、アメリカ食が蔓延《まんえん》してしまっているのです。

現在、日本では、高血圧、糖尿病、脂質異常症などの生活習慣病が増加しています。その要因が食事であることは明らかでしょう。

糖質を減らしなさい、肉食は控えなさい、サプリメントで栄養を補いなさい……など、大人を対象とした生活習慣病予防に大きな関心が向けられていますが、最も大事なのは、じつは子どもの食事なのです。

子どもは年齢によって、内臓や体格、成長のスピードが違います。たとえば、大人には必要なくても子どもにはブドウ糖となるおやつが必要です。しかし、おやつ＝お菓子ではないのです。また、とても身体にいいフレッシュな果物も、加熱すれば健康食ではなくなります。

子どものときの味覚が大人になっても続くことに加え、子どものときの食事がしっかりしていると、大人になっても病気になりにくく、元気に働くことができ、正しい食事を次世代の子どもたちに引き継ぐことができます。ですから、生活習慣病は大人ではなく、子どものときにつくられているといっても過言ではありません。

病気が増え、テレビ番組をはじめ健康に関する多くの情報が飛び交っています。しかし、そのほとんどは大人の生活習慣病予防についてのもので、子どもにとっての正しい食事を扱っているものは、本当にまれです。「身体は食べた物からつくられる」という基本原理を思い出してください。健康も病気も食事次第なのです。

残念ながら今の医学部では栄養学がないがしろにされています。ほとんどの医師は栄養学をしっかり学ばないまま医師になっています。私もその一人です。医師になってしばらくの間は、病気の治療と食事や栄養学がリンクしていませんでした。一方、栄養の専門家であるはずの栄養士も、間違った栄養学を教えられています。

基本原理を忘れたこの大きな失敗は、多方面から指摘されるようになりつつあります。現に子どもには、アトピー性皮膚炎などのアレルギー疾患や多動症などが、かってないほどの勢いで増えていますし、大人の難病・生活習慣病も増加する一方です。その一因に食事があることに疑いの余地はないでしょう。

私は患者さんと日々接しています。薬だけでは治らなかった病気が、食事内容を変えただけで好転する例をみてきました。子どものアレルギーやアトピー、喘息《ぜんそく》も、なかなか治らない病気にされつつありますが、酵素栄養学を活用した食事療法で実際に改善していくのです。まさに「身体は食べた物からつくられる」のです。

病気になるのは、ひとつの原因からではありません。

食べ物、精神的な問題、遺伝の状態、環境的な問題など、すべてが原因となりえるものです。その問題が多ければ多いほど病気は発症しやすくなるといえます。しかし、原因を知り適切に対応すれば、根治が難しいとされる病気も治っていきます。現実にいくつかの原因が存在し、なかなかそれらをすぐには除去できないとしても、他のものでカバーできるならカバーして改善していけばいいのです。遺伝的な問題があるなら食べ物に気をつけ、その要因を除去する。もし食べ物で少し失敗したとしても、精神的な安らぎや他のできることでカバーする。有害物質も元気な腸ならある程度除去できますし、病気を発症しないですみます。有害物質の除去を手伝ってくれる食生活を送り、元気な腸にしていくだけでもかなり改善していきます。一つひとつ、原因となるものをつぶしていけば、人間の身体は必ず快方に向かっていきます。

私は総合内科医で自然療法医です。小児科の先生による子どもの医療・健康本ばかりでなく、全人的にみた子どもの健康・医療本の必要性を強く感じています。

この本を読んでくださっているのは親であったり、教育者であったりするかもしれません。でも、かつてはご自身が子どもでした。その方たちが今の時代を担い、次の世代に正しい情報を伝えていくのです。今の間違った常識を見直し、そして、未来を担う子どもたちを悪い食環境から救い、元気いっぱいの笑顔に満ちあふれた姿を日本中にあふれさせたいと思い、私はこの本を書きました。

医学の専門的な内容や用語も多用していますから、少しわかりにくいところがあるかもしれませんが、ひとつでもふたつでも理解でき納得できるところがありましたら、子どもを守るためにもぜひ実践していただきたいと願っています。

二〇一四年八月

葉子クリニック院長　内山 葉子

もくじ◎子どもの病気は食事で治す

――体質と発達にあわせた食養生と酵素食

第3章 アレルギーは食養生で治す――179

イラストレーション　いなのべ　いくこ

序章　間違いだらけだった「ベストセラー育児書」

世界的なベストセラーが植えつけた〝間違った育児〟

医療の進化がうたわれているのに、これまでになくアレルギー疾患や多動症などの子どもの病気が増え続けている現実があります。ストレス社会、環境汚染、携帯電話、ゲーム……さまざまな原因がいわれてきましたが、実際、本当の原因はいったい何なのでしょうか？

一九四六（昭和二一）年、アメリカの小児科医ベンジャミン・スポック博士が育児書を出版しました。書名は『スポック博士の育児書』（The Common Sense Book of Baby and Child Care）。これは、当時六年間で六〇〇万部（アメリカ国内）、その後、世界四三か国で翻訳され（日本では一九六八年に、暮しの手帖社から翻訳本が出版される）、じつに総販売数五〇〇〇万部という世界的な大ベストセラーとなりました。

これだけの大ベストセラーですから、世界中に与えた影響もまたすごいものがありました。子どもが生まれると、出産祝いに贈り物にした人も多かったようです。

この育児書が『母子健康手帳』（母子手帳）の副読本・参考図書になっていたり、一般向けの育児雑誌や専門誌の記事などもこの本を参考にして書かれていたものが多く、育児本などを読んだことがない人も影響を受けたはずです。売れた数以上の影響力があったといっていいでしょう。

ところが、この本に書かれている内容は間違いだらけ、といってもよいものでした。そこには「赤ちゃんのおっぱいからの断乳は三か月がよい」と書かれていたのです。そして、「その後は牛乳からつくった粉ミルクを飲ませよ」「牛乳はすばらしいものだ」というのです。

このわずか数行の誤った記述のせいで早々と断乳する母親が増え、未熟な臓器をもつ赤ちゃんに消化できない粉ミルクや牛乳を与えたことから、虚弱なアレルギー体質の子どもが急増するという悲劇が生まれたのです。ベストセラーであったことが大きな禍《わざわ》いをもたらしたといえます。

“常識”を信じたままだと危ない

いわゆる「常識」が、後々になって「間違っていた」とわかることがあります。

たとえば、一九八〇年代以前は、未熟児で生まれた赤ちゃんは呼吸機能が未発達なため、人工的に酸素を吸入したり、高濃度酸素の保育器に入れて、か弱い命を助けていました。その当時は、空気よりも濃い高濃度酸素を投与するやり方が当たり前だったのです。しかし、じつは網膜の血管は妊娠九か月以降にならないと発達し終わらないのです。

保育器のなかの赤ちゃんは、高濃度の酸素が与えられると、網膜の血管を収縮させます。赤ちゃんは、もともと子宮のなかから外に出るだけでも、二〜三倍に濃くなった酸素にさらされます。これだけでも網膜の血管に異常が起こる可能性があるのに、さらに高濃度の酸素を保育器のなかに入れられるのですから、網膜の血管の収縮が強くなって閉塞し、悪ければ全盲となってしまうのです。

一九八〇年代半ばに、この酸素濃度を下げれば未熟児網膜症の発生が大幅に下がることが研究でわかって以来、この病気の発生頻度は劇的に下がり、今では医学部での教育は「未熟児には高濃度酸素投与は禁忌」となっています。

また、かつての医学書では、腎臓が悪い人に「安静が治療」と教えていましたが、最近の研究では、急性期等でなければ、適度な運動はかえって生命予後を引き延ばせることがわかり、五年ほど前から治療のガイドラインに、適度な運動をすすめる内容の記載がなされています。

このように、今「常識」と思い込んでいることも、必ずしも正しいとは限らないのです。

内容が一八〇度変わった改訂版は日本では未出版

スポック博士の育児書は、日本では一九六八年に翻訳されて出版されました。さきほど述べたように、それは「生後三か月で母乳からの断乳」「子どもには牛乳や乳製品を積極的に摂らせる」ように指導し、そのほか「添い寝はするな」「子どもを一人部屋で寝かすように」というような内容で、一二歳までの育児について書かれたものでした。

一九九八年に八八歳で亡くなったスポック博士は、じつは亡くなる直前に、第七版の改訂をしていました。しかし、その時点で内容が一八〇度変わっていたことはあまり知られていません。六版までは、摂るべきとされていた牛乳・乳製品を、七版では「摂るべきではない。自然界には離乳を過ぎてミルクを飲む動物はいない。人間も同じであり、離乳期を過ぎたらミルクを飲まないほうが正しい。二歳を過ぎた子どもに牛乳・乳製品をすすめることはしない」として、ベジタリアンを推奨する内容となっているのです。

※博士の死後、七版の内容にそって、二〇〇四年に関係者によって第八版が出版されています。

スポック博士は亡くなる前に弟子たちを集め、こういい残したそうです。

「私の最初の本はまったく間違いだった」

残念ながら、日本では、この改訂版は出版されていません。一九七〇年代以降に生まれた子どもたちは、初版の育児書にのっとって育児をされた方が多いはずです。そして、いまだに「牛乳神話」を信じ込み、栄養士たちはこぞって子どもに牛乳を与えたがります。給食で毎日牛乳が出されているのは周知のとおりです。

世界中でたくさん売れたスポック博士の育児書は、初版本でした。その後、版が改訂されても前の版をもっている人は買い換えません。つまり、この「まったくの間違いだった」本が知れわたり、常識化してしまったのです。そして、「間違った常識」には必然的に「間違った結末」が待っていました。

アレルギーだらけ、落ち着きのない子どもだらけ、虚弱で虫歯や骨の弱い子どもが増えているこの状況に、私たちは早く気づかなければなりません。

給食の牛乳をやめた学校では不登校もアトピーも減っている

子どもの腸は生後二年間は未熟な状態です。そこに、消化できない牛乳を与えることにより、「リーキーガット症候群（Leaky Gut Syndrome：腸管壁浸漏症候群）」という、本来腸を通してはいけないもの（アレルゲンなど）を体内（血中）に入れる、「腸から漏れ出る」という意味の病態を引き起こし、これがさまざまな病気の原因になっていることがわかってきました。

子どもの臓器は生まれたあとも成長していきます。そして、環境や食事によってさまざまな変化を起こします。その成長や変化に合わせた育児や食生活にしてあげないと、たいへんな病気にかかってしまいます。

そうした事実が知られるようになったアメリカでは、牛乳の消費量は一九七〇年代に比べて、一九九五年では二分の一の量に減少し、さらに現在では四分の一の量に減少しているのです。そして余った乳製品を日本に売りたくて必死です。

わが国では一九六〇年代から学校給食が始まり、毎日パンと脱脂粉乳（後に牛乳）が出されるようになりました。二〇一四年五月、新潟県三条市で、市内に三〇ある小中学校の給食で牛乳を出すのを試験的にやめる（二〇一四年一二月〜二〇一五年三月の四か月間）という報道がありました。独自で牛乳をやめて毎日米飯にしている意識の高い学校は全国にありますが、全市での取り組みは全国初のことです。

「一汁三菜」を基本とした和食は二〇一三年にユネスコ無形文化遺産になりました。

「どんな献立でも必ず牛乳を付けることで、食べる組み合わせがわからなくなっている。学校給食は食べることを学ぶ時間で、一汁三菜の望ましい和食を提供することで子どもたちに将来の食習慣をもたらす献立のバランスを学んでもらいたい」というのが三条市の担当者の言葉ですが、素晴らしいと思います。しかし、この意見に当然「カルシウム不足はどうするか?」と多くの疑問の声が上がっているようです。実際には、代替食物の組み合わせで、カルシウム不足は十分補えることがわかりましたが、「牛乳を飲まないとカルシウム不足になる」と、ここまで浸透してしまった「間違った常識」を覆すには時間がかかるでしょう。しかし、まずこれらの学校で骨折率や疾病率をみていくのが大切だと思います。

独自に牛乳をやめて米飯にしている学校はその後どうなったでしょうか。不登校やいじめ、ＡＤＨＤやアトピー性皮膚炎が圧倒的に減っており、さらに学習能力も高くなっているのです。

この事実を軽視してはいけません。これらの既成事実が、間違った常識に気づく人を増やしていくことでしょう。

病気の〝本質〟を見落としている今の医療

私は総合内科医です。専門は腎臓（尿検査値の異常や腎不全、腎炎）でしたが、自然医療をめざしてクリニックを開業していますので、循環器（高血圧や心筋梗塞、動脈硬化）、内分泌（糖尿病やメタボリック症候群、甲状腺疾患）、呼吸器（喘息《ぜんそく》や風邪、インフルエンザ）、血液（貧血など）、心療内科（うつや不安障害、不眠症）、それ以外にも小児科（風邪や多動症、自閉症スペクトラム）や皮膚科的なアトピーやニキビ、整形外科的な関節痛や肩コリ、腰痛、耳鼻科的な花粉症やアレルギー性鼻炎、眼科的な緑内障や眼精疲労、白内障、そして歯科的な歯肉炎や歯周病などもみます。

そのほか、がん患者さんや婦人科的な子宮筋腫、卵巣のう腫、不妊症、月経不順、生理痛、更年期障害など、また、患者さんがどの科に行ってよいかわからないという自律神経失調症や線維筋痛症、慢性疲労症候群、歯ぎしりや夜泣き、夜尿症や熱性痙攣、リウマチやＳＬＥ、シェーグレン症候群などの膠原病、時には統合失調症や多発性硬化症、認知症などもみることがあります。

大きい病院であれば、これは○○科、△△科と分けるところでしょう。しかし、実際は分けられません。人間の身体は全部つながっています。ひとつの科に分類されるほうが実態にそぐわないのです。

現代医療は以前よりも細分化され、呼吸器、消化器、循環器、脳神経……と、それぞれの専門分野の知識は深化《しんか》してきましたが、その半面、専門分野以外は「よくわからない」という医師が多くなっています。ふつう一人の患者さんには複数のいろいろな症状があり、それをみて、ある医師は「血管がもろくなり血の循環が悪くなっているからではないか」、別の医師は「腸のぜん動が低下して消化機能が正常に働いていないからではないか」、またある医師は「自律神経の失調によるものではないか」といいます。まるで「木を見て森を見ず」のように、全体像や本質がわからずに、原因がはっきりしない疾病が増えているのです。

「原因と結果の法則」は医療にもあてはまります。病気には必ず原因があります。そして、原因を解決・改善すると、それまでいろいろな科に分かれて治療していた疾病が、同時によくなっていくのです。

身体というのは各器官がつながって機能しています。各器官に分けて診断して治療することでは、病気の本質はわかりません。まず根本の原因を調べ、これを改善していくことが大切なのです。

子どものときからの食生活が〝病気大国〟日本を変える

私がいう「総合内科」とは、大人を対象としていると思われがちですが、その（大人の）患者さんの病気をみるときに、患者さんの子どものときからの生活習慣、食生活、どんな病気をしてどういう治療をしてきたか、どういう環境に育ってきたか、という過去の情報も把握します。

一般に、小児科の先生は患者さんが一五歳になるとみなくなります。逆に、内科の先生は（開業医の方は別として）、一五歳未満の患者さんが来院すると、「小児科に行ってください」と分けてしまいます。

ところが、一五歳前後は、ホルモンのバランスがいちばん変化している時期で、心の変化も身体の変化もいちばん大きいときです。患者さんそれぞれで身体の変化の状態は違いますから、患者さんにとっては、大人か子どもか分けることなど、どうでもよいことです。

私は大人の患者さんをみる機会が多く、しっかりとお話をうかがい、病気の原因を追求していくと、子どものころからの食生活や育てられ方、環境が大きく関連していることに気がつきます。患者さん一人ひとりの子どものときからの食生活や食習慣を見直し、根本的に改善することが、現在の日本の〝病気大国〟を改善するきっかけになるのではないかとさえ考えています。

そのためには、母親の食事、離乳食、学校給食の問題などを見直す必要があると強く思っています。

第1章では、子どもは年齢によって臓器の発達や糖代謝や酵素の量、腸内環境や免疫の状態が違うことから、年齢に応じた食事のあり方について解説しました。妊娠中の母親の食事～乳幼児の食事～三歳からの食事～一五歳からの食事、と大きく四つの時期に分け、それぞれの発達段階にマッチした食事について解説しました。これから子育てをする方、子どもを教育する立場にある方にとくに知っていただきたい内容です。

第2章では、最近目立ってきたキレる子ども、状況に合った行動ができない子どもについて、その原因が食と大きくかかわっているということを、医学的知見をもとに具体的に示していきます。実際にお子さんが発達障害（自閉症スペクトラム・多動症など）と診断されていたり、薬を飲んでいたり、「手に負えない」「落ち着きがない」「しつけができない」と悩んでいる方は、しっかりと目を通してください。その原因が食事であるならば、食事で改善できることは多々あります。

第3章では、近年とくに急増しているアレルギーについて、その原因である免疫バランスが悪くなることによる発症のメカニズムを解説するとともに、これらの疾病も食養生で改善することをお伝えします。

第4章は栄養についてです。栄養というと、何をどれだけ摂《と》ればいいかということにとらわれすぎている人が多いようです。しかし、大切なのは、何を食べたかということよりも、食事で摂った食物をきちんと消化して、吸収できているかどうかです。そのことを理解していただくために、食物を消化・吸収するとともに免疫に大きく関与している臓器「腸」と「腸内細菌」の役割、「酵素」などについて解説します。

第1章

子どもの年齢によって適した食事がある

1　子どもの食事は生涯の健康を左右する

「あなたは、あなたが食べたもの以外からは何一つつくれない」——世界的な栄養学者ロジャー・ウイリアムスのこの言葉は、病気や健康を考えるときに、最も示唆に富むものです。子どもの病気の原因は多種多様にあると考えられますが、その最大のものは食べ物なのです。

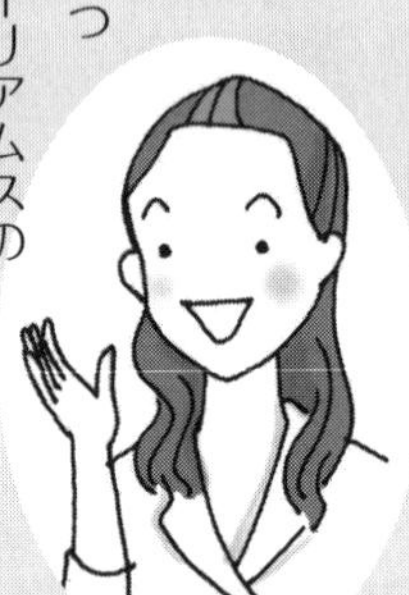

健康も病気も食事がつくっている

子どもの食事は、「量を減らした大人の食事」ではありません。

子どもは、内臓（消化にかかわる臓器）の成長の仕方、免疫発達の状態、消化酵素や代謝酵素の分泌量、身体の成長のスピード、ホルモンバランスなどが大人とは違います。子どもが「小さい大人」でないことは誰もが知っているのに、食事についてはどうなのでしょうか？

また、子ども用の食事とは、子どもが喜ぶ食事ではありません。たとえば「お子様ランチ」。ハンバーグにチキンライスやパン、ウインナーにポテトサラダ、海老フライ、カレーライス、デザートにゼリーやおまけつきのお菓子、飲み物にジュースがついてきます。このような食事が子ども用だと思っていませんか。これは大きな誤解です。これらのほとんどは子どもにとってよくない食べ物です。

今日のおやつは何にしよう？　チョコレート、ケーキ、ドーナツ、ポテトチップス、アイスクリーム、ジュース、クッキー……これらも子どもの成長と健康にはよくないものばかりです。

さらに、健康と食育が目的であるはずの学校給食には、パンと牛乳に味噌汁、焼きそばといった奇妙な組み合わせや、冷凍食品などの加工品を使ったメニューがかなり多く出てきているのが現実です。カロリーは十分足りていて子どもも喜びますが、食育にはほど遠いメニューです。

「お菓子を食べるから食事をしない」と嘆くお母さんがいます。また、健康にいいと思い、パック入りの子ども用の野菜・果物ジュースや乳酸菌飲料などの砂糖たっぷりの飲み物を与えているお母さんもいます。

子どもといっても、幼児と小学生では体格も運動量も全然違いますし、ホルモンバランスが大きく変化する中学生では、小学生とは体質が大きく異なります。年齢によっては、特定の食品を消化できる機能が身体に整っていない場合もあります。これらの食事によって、将来、子どもたちが脂肪肝や糖尿病などの生活習慣病になったり、虫歯がたくさんできてさまざまな疾患を起こしてしまう可能性もあるのです。

生まれてからしばらくは成長に何の問題もなかった子どもが、アトピー性皮膚炎や喘息《ぜんそく》、花粉症やアレルギー性鼻炎などのアレルギー疾患、多動症や自閉症スペクトラム、うつ病などを発症したりすることがあります。さらに、キレやすい、集中力がない、相手の気持ちがわからず自分勝手な大事件を起こしてしまう……。その大きな原因のひとつに、子どもの食事があるのです。

遺伝子レベルの病気でも食事で改善できる

肥満や糖尿病では、当然カロリー、糖分の摂り過ぎなど食生活に問題がある場合は、医学教育でも、薬による治療よりもまず食事の改善を大切にしてきました。

ところが、これから取り上げるような落ち着きのない子、自閉症やうつ、ＡＤＨＤ、アトピー性皮膚炎、花粉症、喘息などの原因が食にあることは、医学教科書には載っていません。ビタミンについて記載があっても、ほんの一部です。

結局、向精神薬やステロイド、抗アレルギー薬などを投与して表面上抑えるしか方法もなく、長年苦しむことになったり、将来に希望がもてない親御さんがいたりするのです。

しかし、根本的な原因がわかれば、どうすればよいかがわかります。食が大きな要因なのですから、食事を改善することによって遺伝子レベルの異常ですら改善することができるのです。副作用などの害を与えずに症状を改善できるのが「食」です。このいちばん身近にできる食養生をもっと見直す必要があります。

消化しやすい食べ物をバランスよく食べさせる

子どもが将来にわたって病気にならないための食事とは、どのようなものでしょうか。おおまかに解説すると、次の七項目に集約されるでしょう。要約すれば、子どもが消化のできるものをバランスよく与えることです。

①野菜・果物（生野菜のサラダや和え物など、酵素やビタミン・ミネラル・食物線維が豊富な状態のもの）をたっぷりと、朝昼夜の食事でバランスよく摂りましょう。

②ごはんを主食に、副菜は良質なタンパク質を摂りましょう（魚、肉、卵、豆製品など）。

魚は大型の魚と小型の魚のバランスを考え、可能な限り養殖のものよりは天然のものを選びます。肉や卵は、エサに抗生剤やホルモン剤の投与などの問題が少ないものを選びましょう。現実にこれらをどのようにして区別し見分けるかは難しいのですが、まず値段で選ばないことです。安いのには安い理由があります。それから、パッケージの製品仕様などの表示は必ずみるようにします。こだわりをもった生産者は必ずそのウンチクを書きます。放し飼いなどよい鶏を飼育していれば必ずそう書きます。そんなことなど書いていない鶏肉や鶏卵は、間違いなくブロイラーでエサの質も悪いと考えたほうがいいでしょう。また、信用のおけるところで買う、ということもひとつの選別方法です。こだわりのあるよいお店は、本物とニセモノ、両方の商品を並べません。

食べ方は、揚げ物や電子レンジの使い過ぎに注意しましょう。タンパク質が変性し、消化が悪くなります。なるべく自然な形で摂るようにしましょう。

③加工品はできるだけ使わないようにします。原材料の出どころがわかりにくく、添加物が多く含まれていることなどがその理由です。また、加工食品はほとんどすべてのものにといってよいほど化学調味料が使われていますから、味覚の発達に悪影響を及ぼします。

④脂質はとても大切です。その質をしっかり考えましょう。時間の経った油、とくに外食や惣菜、スナック菓子などの油はかなり酸化しています。よく使われる安いサラダ油は、リノール酸という（摂りすぎると）発がんなどの可能性がある脂肪酸を多く含みます。さらにショートニングやマーガリンには、トランス脂肪酸という人体が消化できない脂質が入っているので避けましょう。

オメガ３たっぷりの魚の油やフラックスオイル（亜麻仁油）などを、酸化する前にサラダのドレッシングとして生で摂るようにこころがけ、また炒めるときに使う油は、菜種油やゴマ油、新鮮なオリーブオイル、ココナッツオイルなどで酸化しにくいものを使いましょう。

⑤子どもにおやつは必要ですが、おやつ＝お菓子ではありません。とくに砂糖菓子やジュース、果物をベースにしたものでも加熱後のジュースにはブドウ糖以外に果糖が含まれ、主に肝臓で代謝されるので肝臓に負担がかかってしまいます。また、それらには、ブドウ糖果糖液糖が使われていることが多く、これはコーンシロップとも呼ばれ、ほとんどが遺伝子組み換えの原材料が使われていますし、中毒性の高い糖分です。

さらに、スナック菓子、ジュースはあまり与えないようにして、少量の小分けにした食事に少し楽しみをつけたもの、たとえば、おにぎり、焼き芋、ふかし芋、トウモロコシ、砂糖のまぶしていないドライフルーツや小魚の乾物などを中心にしましょう。味噌汁の出汁に使うイリコは、昔はよく子どものおやつにしたといいます。良質のタンパク、カルシウムもこれで摂れますし、噛むことによる口内筋の発達、脳への刺激もあり、すぐれたおやつといってよいでしょう。

⑥子どもがお菓子しか食べないという場合は、⑤のおやつの内容やあげ方に注意して、子どもが手にしやすいところにお菓子を置かないようにします。お菓子をみると欲しがるのは当たり前です。自分で自由に買い物ができない幼児は、与えなければ食べません。もし、お菓子を与えないと他の食べ物をかたくなに食べない、異常に奇声をあげる、お腹がすかないなどは、ほかに問題がある可能性があります。

⑦子どもはお腹がいっぱいになったら食べません。お腹がいっぱいのときには無理に食べさせないでください。よく噛む習慣をつけ、しっかり睡眠をとり、適度な運動をさせ、明るい笑顔いっぱいの家庭でたくさんの愛をあげてください。

2　胎児の食事――お母さんは何を食べたらよいか

胎児と母体、二人で一人、一人で二人です。

母親がよい食事をしていれば胎児にもよい影響を与えます。母親が悪い食事をしていれば、その影響は胎児にも及びます。健やかな赤ちゃんを産み、子どもが健やかに育っていくためにも、妊娠中の食事はとても重要です。

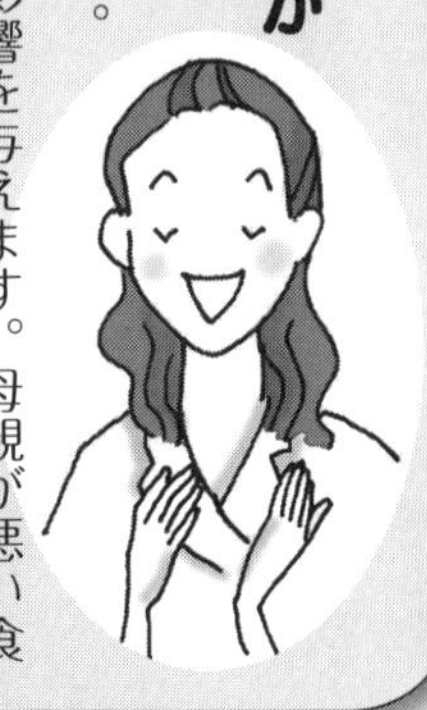

いちばん大切なお母さんの腸の健康

妊娠中のお母さんは何を食べたらよいのでしょうか？

逆に食べてはいけないものは何でしょうか？

胎内の赤ちゃんにとって、最も大切な栄養は何でしょうか？

この答えの前にもっと大切なことがあります。どんなによい栄養、どんなによい食事を摂っても、やはり、お母さんの腸が健全でなければ、栄養を吸収することも代謝することもできないということです。

まず、健全な腸をつくることが最も大切なのです。夜更かし、タバコ、お酒の飲み過ぎ、無駄な薬や質の悪いサプリメントの摂り過ぎなどは、腸にとってよくないことばかりです。腸が悪ければ、いい栄養は摂れませんから、必然的に胎児にもそれが影響してきます。「子育ては母体から育てていく」という意識をもたなくてはなりません。

健全な腸をつくるためにまず必要なことは、「心を整える」ことです。イライラし、くよくよ悩んでばかりいたら、胃腸の動きが悪くなるし、消化酵素がうまく分泌してくれません。また、よく噛もうという意欲もなくなりますし、唾液の分泌（アミラーゼという最初に食べ物が触れる酵素。炭水化物をでんぷんに変えてくれる）もうまく働きません。

試験前や発表の前にお腹が痛くなったり、下痢をすることがありますが、精神的な不安や緊張が胃腸の働きを悪くし、そのことによって食べ物を上手に分解・代謝できず、不消化物を増やしてしまうからです。

精神的に不安定なときは食欲も湧きませんが、そうしたときに心を整えるには、「赤ちゃんを大事に育てよう」「健康な子どもになるように育てよう」という意識をもつことです。わが子が元気に育つ——すべての母親・父親の願いです。このことを思い、ならば自分の身体を大事にしよう、というように心を整え、赤ちゃんによい食生活にしていきましょう。

よく噛んで食べることのメリット

次に、よく噛むことです。噛むという行為には三つのメリットがあります。

ひとつ目は、物理的に噛み砕くことで、胃腸での食べ物の消化の負担を減らし、吸収しやすくしてくれます。さきほど述べた唾液のなかのアミラーゼの分泌を促します。それによって、炭水化物の分解が進み、消化しやすくなるのです。ご飯をゆっくり噛んでいると甘くなるのは、こうした原理からです。

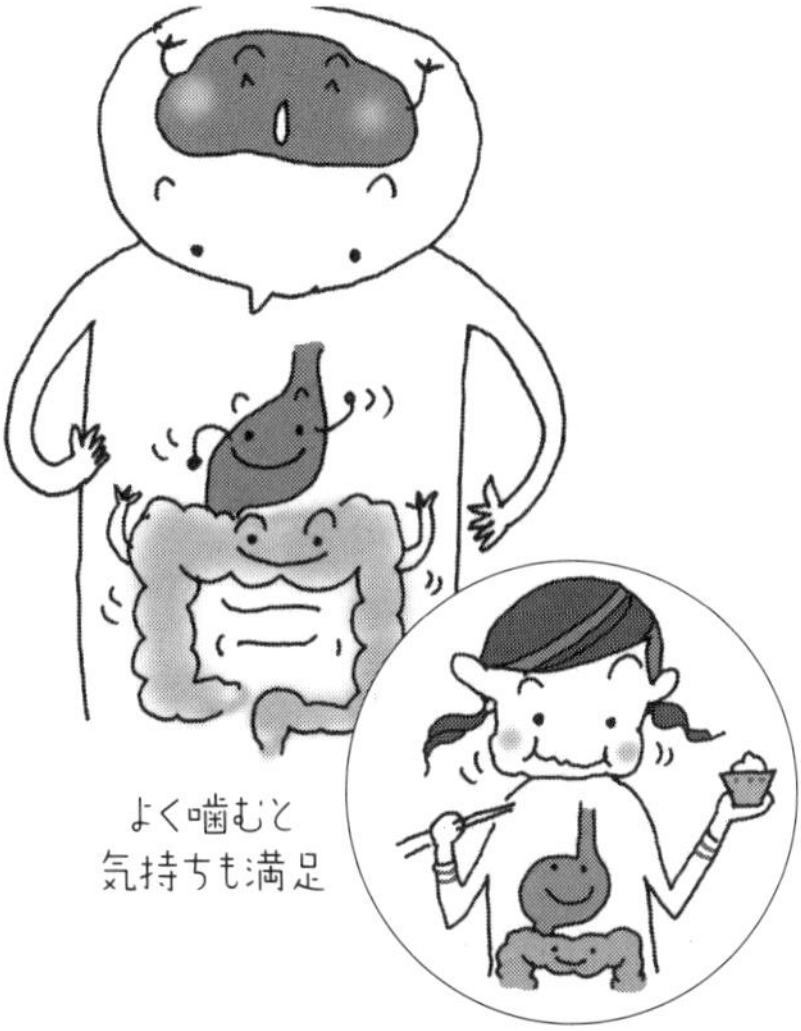

ふたつ目は、噛む刺激が脳に伝わって、「お腹がいっぱいですよ」というサインが満腹中枢に届き、食べ過ぎを防いでくれることによって、胃腸への負担（消化の負担と不消化物の蓄積）を減らしてくれます。

みっつ目は、噛む刺激によって、脳内ヒスタミンが分泌されます。そのため幸せ感と満足感が出てきます。それによってリラックスでき、自律神経の働きがよくなり、胃腸の動きを活発にしてくれます。

でも、よいとわかっていてもできない、時間がない、あわただしい——一口三〇回以上噛むことがよいといわれてもなかなかできないのが現実ですね。

私は、口のなかにものが入っているうちは、箸をもった手を下ろすことをこころがけています。そうすれば一〇回で終わっていたのが一五回、二〇回にすることができるからです。つい習慣から、口のなかに食べ物が入っているのに、箸を次のおかずに延ばし、次の一口を進めようとしていませんか？　それだけでも改善してみましょう。

自律神経という胃腸を支配している神経があります。この動きを整えてあげることが胃腸を健康にしてくれます。とくに規則正しく、朝決まった時間に起きて、決まった時間に食事を摂り、日中は活動することで自律神経の働きがよくなり、胃腸の動きが活発になって酵素の分泌を促してくれるのです。

適度な運動としっかりと睡眠をとるなどの生活習慣、赤ちゃんが生まれてくることに喜びや楽しみなどをもちながら、上手に不安とつきあうなどの精神的な安静、身体を冷やさないようにして胎盤へしっかりと血流を与えることなど、身近にできる努力を怠らないようにするだけでも、よい育児をしていることになります。

妊婦の過食はダメ

では、食べる量はどうでしょうか？　妊婦さんにはよく、「二人いるんだから、二人分食べないといけないよ」などといって、たくさん食べさせようとします。本当にそうでしょうか？　これは、食糧が不足していた古い時代の話です。終戦直後の栄養不足を経験した人は、妊婦さんが本当に栄養不足になることを心配していたのです。そして、二人分ですから、と大量にごちそうを食べさせました。そのような時代はすでに終わっています。食糧が手に入らないなどということは、まずないでしょう。また、ごちそう＝栄養ではありません。本来必要な栄養をしっかりと身体に摂り入れることが大切です。

妊娠中の食事は酵素を多く含んだものを

妊娠中は胎児、母体ともに身体の変化が激しく、そのためには代謝酵素が必要不可欠です。胎児の分の栄養（糖質、アミノ酸、脂肪酸、酵素、ビタミン、ミネラル）が母体にきちんと吸収されるためには、十分な消化酵素が必要です。

そして、腸上皮の状態を良好に保ち、腸内細菌叢《さいきんそう》をよい状態に保つためには、新鮮で栄養のある食物をきちんとよく噛み、食べた食物を栄養として吸収させることが大切なのです。よい腸内細菌叢をつくるためには、善玉菌が育ちやすい環境を保つほかに、発酵食品などで乳酸菌など善玉菌を入れてあげることもよいでしょう。

悪い生活習慣のせいで、酵素が極端に不足し、これをサプリメントなどで補充しなければならない母親もいます。次のような人たちです。

- 自身が産まれた直後に母乳を与えられなかったか、母乳で育てられた期間が一八か月以下の人
- 赤ちゃんの頃、炭水化物がきちんと分解する能力がつく前（一八か月前）に炭水化物を多く与えられた人
- ある程度の年齢を過ぎた女性（二五歳から自然に酵素が不足がちになる）
- 解消できないストレスがある人
- 薬物投与を受けている人
- 抗生剤を服用している人
- 合成甘味料を摂っている人
- 持病がある人

●肥満を抱えている人
●遺伝子組み換え食品など身体で消化・代謝できない食べ物を摂っている人
●ファストフードなど酵素が含まれない消化の悪い食事が習慣化している人

妊娠中は時期によって、お腹の赤ちゃんに必要な栄養やエネルギー、お母さんのホルモンの状態が変わります。そのため、栄養学的にいえば、初期の段階では小さい胎児には、エネルギーもさほど必要なく、特別な食事は必要ありません。つわりのときなどは、よいとわかっている食物も吐《は》くことが多く、とにかく口に入れられるものがあれば入れるという基本姿勢でいたほうが無難でしょう。

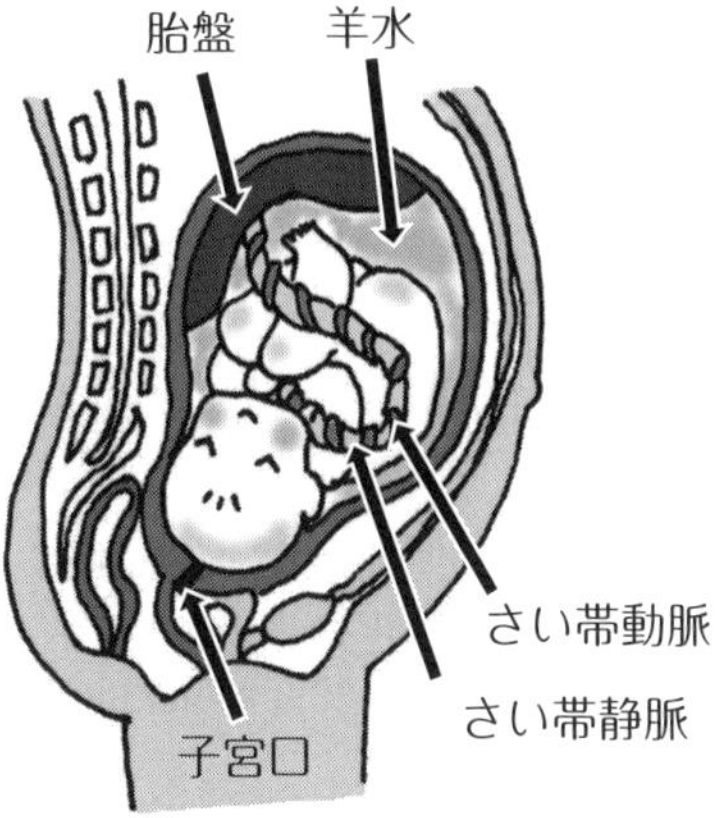

酵素の量が十分あると、つわりは軽くてすみます。また、つわりが始まる頃は赤ちゃんが成長するときなので、適度なエネルギーとミネラル、ビタミン、そして酵素が必要になります。

お母さんの腸内環境が悪い状態だと、血液中に簡単に異物や細菌、アレルゲンを通すので、それが胎盤を通して胎児に伝わります。不消化物や母体内に悪い物質があると体内ストレスとなり、母体からたくさんのサイトカインといわれる物質やアレルギーに反応する物質が入ってきます。善玉菌の少ない腸内環境ではそれらがどんどん悪循環となっていくのです。

したがって、妊娠しているお母さんは、エネルギーの過多を防ぎ、酵素をふんだんに含んだもの、また補因子であるビタミンやミネラルを豊富に含んだ低GI・低糖化食中心の炭水化物、質とバランスのよいアミノ酸、EPA・DHA等を含んだオメガ3脂肪酸が豊富な脂質を摂るべきです。

※これらの食品については第2章で紹介します。

お母さんのファストフードは赤ちゃんの万病の元

ファストフードに代表されるような高脂肪（トランス脂肪酸と動物性脂肪、酸化したリノール酸）、高タンパク質（添加物だらけの質の悪い加工品）、高糖質（高GI食で血糖を一気に上げ、その後の低血糖をつくり出す。また、それらは高糖化のものが多い）、低線維、低ビタミン、低ミネラル、低酵素（これらは「低」というよりは「無」かもしれません）の食品は、妊婦が摂ると赤ちゃんが将来、糖尿病や肥満、高血圧、メタボリック症候群になることがわかっています。妊婦は授乳中を含めて、絶対に食べてはいけない食べ物です。

また、ファストフードなどには加工品や煮野菜を使っている料理が多く、ミネラルが完全に不足しています。こうした食事を摂っていると、精神疾患や発達障害の子どもが生まれやすいこともわかっています。

腸内細菌叢をよい状態にするプロバイオティクス（善玉菌による腸内の働きを促進させること）やプレバイオティクス（善玉菌が増殖しやすい食物を供給すること）により、アトピーや免疫疾患を予防できることも報告されています。

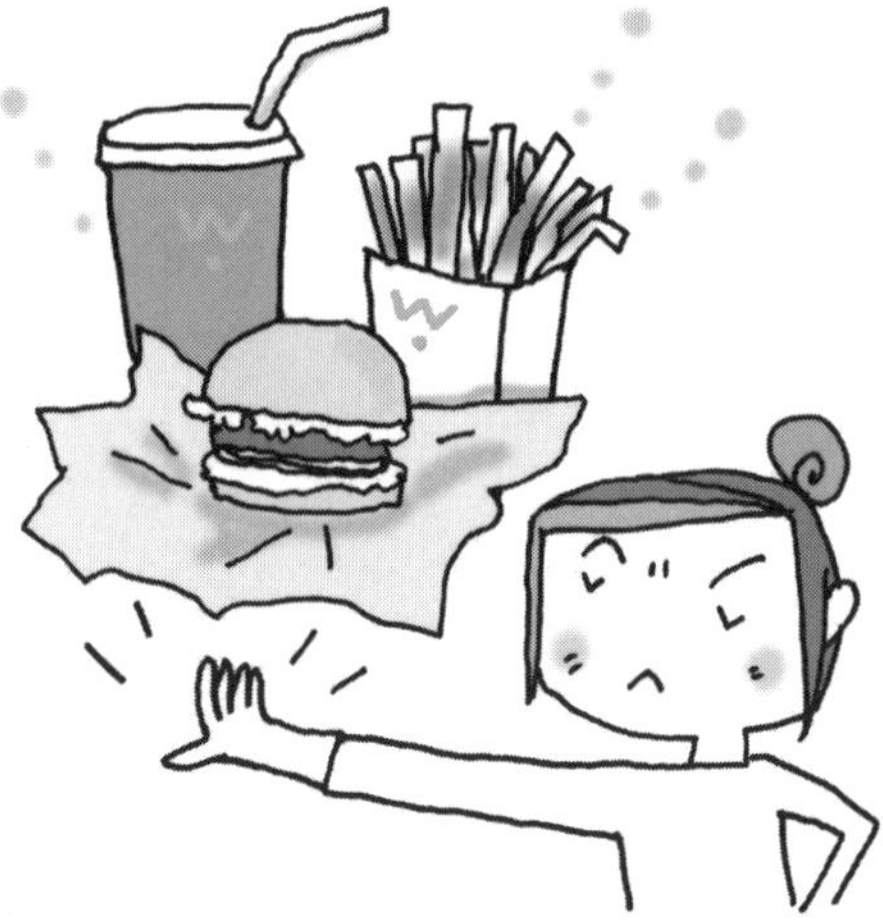

いうまでもなく、母体と胎児はつながっています。二人で一人、一人で二人です。こればかりは父親が実感できない母親特有の感覚ですが、母体にとってよい食べ物は胎児にもよいものですし、胎児にとってよい食べ物は母体にとってもよいものです。この意識をもって、「悪いものは食べない」「よいものを食べる」ようにしてください。

お母さんの病気を赤ちゃんに影響させないために

お母さん自身が病気を抱えていることもあります。そういうとき、妊娠していたらその影響が心配ですね。お母さんの病気で最も多いのは、花粉症などのアレルギー疾患かもしれません。お母さんにこのような病気がある場合、子どもがアレルギーを起こしやすいことがわかっています。

お母さんの腸内環境が悪いと、血液中にはアレルギーに反応しやすい物質や反応時に出てくる物質がたくさん含まれているわけです。

ですから、何よりお母さんの腸内環境を整えることで、お母さんの病状自体を改善し、さらに、薬の副作用の軽減、赤ちゃんへの影響を減らすことができるのです。

そのためには酵素をたっぷり含んだ食事や、酵素サプリメントを摂ることも大切ですし、また、腸内細菌叢をよい状態にするプロバイオティクスやプレバイオティクスを摂ることで、アレルギーや免疫疾患の予防にもなるのです。

牛乳摂取の害

女性はケーキやクリーム、チーズなど乳製品が好きな人が多く、健康のため、便秘解消のためにと、牛乳を原料にしたヨーグルトを摂っている人も多いでしょう。

乳製品の怖さについて公に語られることは少ないと思いますが、少なくとも知ったうえで口にしてほしい情報がいくつかあります。

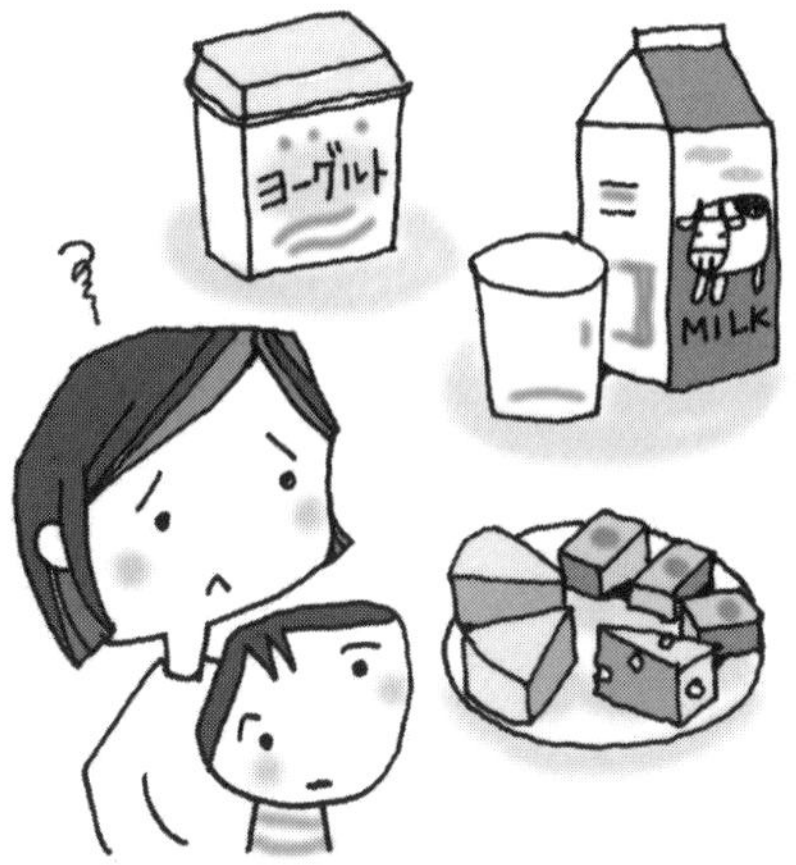

牛乳や乳製品のリスクには次のようなものがあります。

- 消化できないタンパク（カゼイン）
- エストロゲンやＩＧＦ－１（インスリン様成長因子）といったホルモン過剰症
- 吸収しにくいカルシウムをたくさん摂ることによるカルシウム不足
- 乳糖不耐症　など

牛乳はタンパクとカルシウムが豊富というのが売

り文句ですが、タンパクといっても牛のお乳なので、カゼインという人間が分解酵素をもっていないタンパク質が中心になります。

さらに、現在ではほとんどの牛乳が七五度以上で加熱殺菌されています。そのため、酵素活性がほとんどない状態で身体のなかに入っていくのです。また乳酸菌もその多くが死滅しています。

消化しきれないタンパク質は未消化となり腐敗していくので、酸性物となって腸のなかを汚していきます。腸のなかに窒素を含んだ原材料があるため、発がん物質として知られている窒素化合物がつくられやすくなります。また、タンパク過剰になると、肝臓で吸収された窒素を尿素にするのに労力がいるため、腎臓や肝臓に負担がかかります。

欧米の食習慣が浸透してきたことにより増えたがんは、乳がん、大腸がん、前立腺がんであることは、よく知られている事実です。肉食が増えたのもその一因ですが、食習慣の内容でいちばん変わったのは、乳製品の大量摂取です。今はどんな食事にもチーズ、バター、牛乳が使われ、健康によいからとヨーグルト（牛乳を原料にしたもの）がもてはやされています。このタンパクの害については考慮しておいたほうがよいでしょう。

牛乳には本来、牛の赤ちゃんが一日一キログラム体重を増やすために必要な成長ホルモンが入っています。これがＩＧＦ－１といわれるものです。ＩＧＦ－１と乳がんの相関性はたくさんの研究がなされていて、結論としてリスク・ファクター（その病気を起こしやすい因子）とされています。

また、牛乳はもともとおっぱいをあげるための乳牛から分泌されたものなので、女性ホルモンも過剰になっています。このような女性ホルモンや成長ホルモンの過剰によって、卵巣のう腫や子宮筋腫、月経前症候群（月経前に起こる胸の張りやイライラなどの症状）による胸の張りや月経痛、男性の無精子症などが増えていることが考えられます。

実際、卵巣のう腫の患者さんに乳製品をやめるように指導して（チーズやソフトクリームなどそのものだけではなく、お菓子などに入っている乳製品も含めた規制）、のう腫が小さくなった例もあります。

「牛乳はカルシウムが豊富で骨をつくる」のウソ

牛乳摂取の必要性としてよくいわれるのが、牛乳にはカルシウムが大量に含まれていて、子どもの成長や骨格づくりには不可欠なもの――という神話にも似た決まり文句です。牛乳のカルシウムは、前述のカゼインタンパクと結合しているものがほとんどで、人間が吸収しやすいカルシウムは含まれていません。また、この吸収しにくいタンパクを肝臓で無毒化させる際に、尿素に転換するときに、酸性に傾いた血液をアルカリ性にもどすため、カルシウムが使われます。

カルシウムは、身体のなかに最も多くたまっているところが骨なので、この尿素転換のときに骨から溶かし出すのです。そして尿になって排泄されます。このことでかえってカルシウム不足になり、骨粗しょう症になったりすることもアメリカの調査で報告されています。

また、牛乳には飽和脂肪酸が多く、動脈硬化の原因にもなります。

じつは、日本人の七五％が乳糖不耐症で、牛乳を飲むとお腹がゴロゴロするという人が多いのです。ヨーグルトを飲むと便の出がよくなったと思っている人のなかには、腸内細菌の状態がよくなったからではなく、下痢で便が出ているという人もかなりいるはずです。

※牛乳の害については第2章で詳述します。

妊婦が注意すべき重金属の害

魚介類は、栄養バランスのよい食事に欠かせないものです。しかし、重金属やダイオキシンに注意しなくてはいけません。重金属は神経障害の原因となるものですし、酵素の働きを阻害するので、胎児の成長にはこれら有害物質を避ける必要があります。

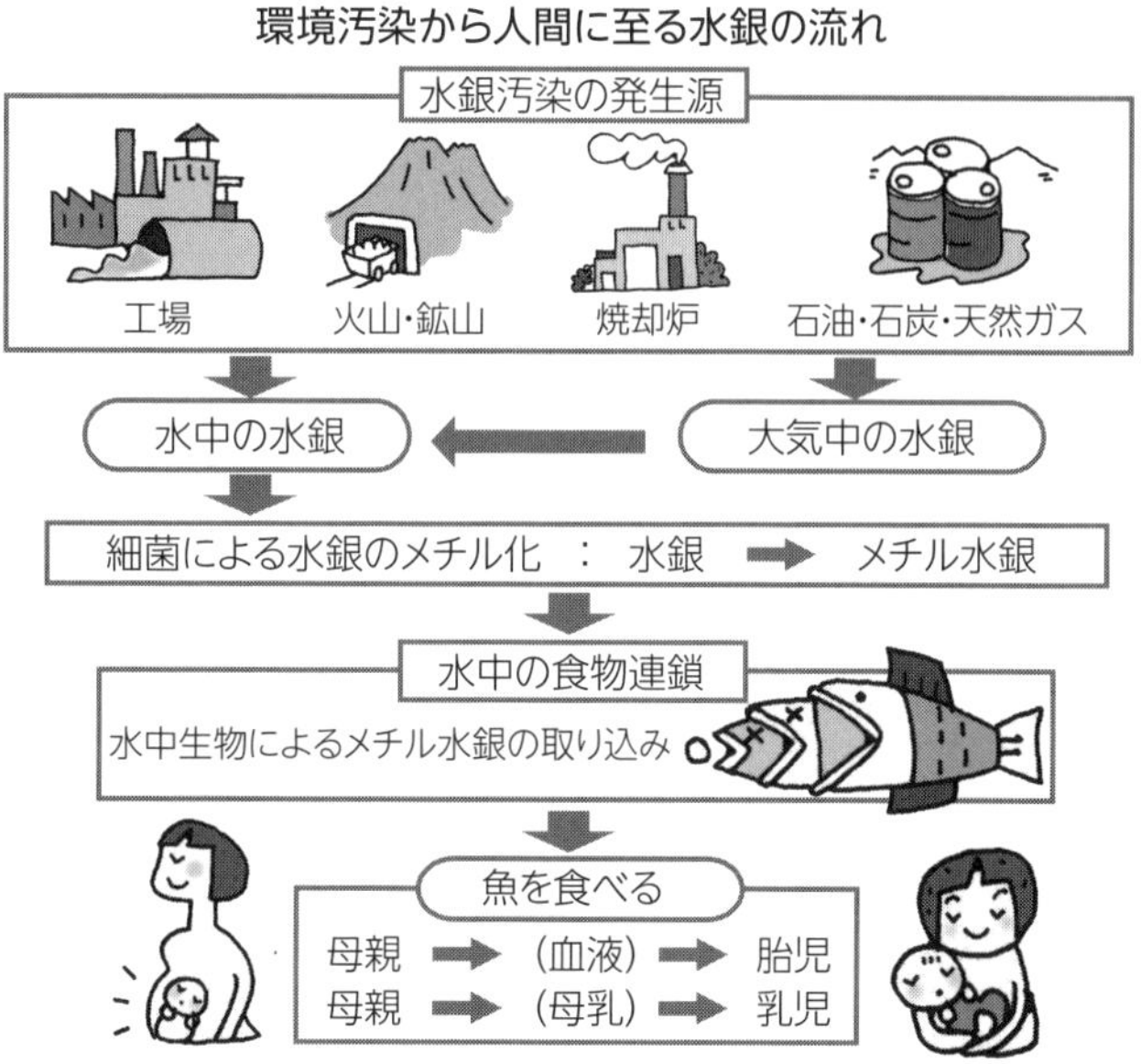

環境汚染から人間に至る水銀の流れ

次頁で紹介する「妊婦が注意すべき魚介類の種類とその摂食量（筋肉）の目安」（厚生労働省）は、胎児の保護を第一に考え、魚介類の調査結果などからつくられたものです。妊婦にただ単に水銀濃度が高い魚介類を食べないようにと指導しているのではありません。注意が必要な魚介類を偏ってたくさん食べることを避け、水銀摂取量を減らすことによって、妊婦・胎児への安全性の確保と魚食のメリットを活かすことの両立を期待したものです。目安の表に掲げた魚介類のうち、複数の種類を食べる場合には、次のことに留意してください。

たとえば、週に一回と注意事項に記載されている魚介類のうち、二種類または三種類を同じ週に食べるときには、食べる量を

妊婦が注意すべき魚介類の種類とその摂取量（筋肉）の目安

摂食量（筋肉）の目安	魚介類
1回約80gとして妊婦は2か月に1回まで (1週間当たり10g程度)	バンドウイルカ
1回約80gとして妊婦は2週間に1回まで (1週間当たり40g程度)	コビレゴンドウ
1回約80gとして妊婦は週に1回まで (1週間当たり80g程度)	キンメダイ メカジキ クロマグロ メバチ(メバチマグロ) エッチュウバイガイ ツチクジラ マッコウクジラ
1回約80gとして妊婦は週に2回まで (1週間当たり160g程度)	キダイ マカジキ ユメカサゴ ミナミマグロ ヨシキリザメ イシイルカ

参考1：マグロのなかでも、キハダ、ビンナガ、メジマグロ（クロマグロの幼魚)、ツナ缶は通常の摂食で差し支えありませんので、バランスよく摂食してください。

参考2：魚介類の消費形態ごとの一般的な重量は次のとおりです。

寿司、刺身	一貫または一切れ当たり 15 g程度
刺身	一人前当たり 80 g程度
切り身	一切れ当たり 80 g程度

出典：厚生労働省薬事・食品衛生審議会食品衛生分科会乳肉水産食品部会、平成17年11月2日（平成22年6月1日改訂)。

それぞれ二分の一、または三分の一に。また、注意事項に、週に一回と記載されている魚介類及び週に二回と記載されている魚介類を同じ週に食べる際には、食べる量をそれぞれ二分の一にするといった工夫をしましょう。また、ある週に食べ過ぎた場合は次の週に量を減らしましょう。

そのほか、ひじきにはヒ素が多く含まれていますので、妊婦が鉄分などを補うのにはよい食材ですが、月に一回程度にして、摂るのであれば、乾燥ひじきのほうをおすすめします。乾燥ひじきではヒ素がかなり減っているからです。

飲料水については、水道水はできるだけ避けましょう。ナチュラル・ミネラル・ウォーター（加熱処理していないもの）やRO浄水器を使ったRO水（純水）などをおすすめします。通常の浄水器を使う場合も、カートリッジは仕様書に記載されている交換時期より早めに交換することをおすすめします。交換時期間近だと重金属などはほとんど吸収してくれません。

3　赤ちゃんの食事――最適な食事は何といっても母乳

母乳には、赤ちゃんにとって必要な栄養素が必要な量だけバランスよく含まれています。これほどすぐれた食べ物はほかにありません。牛乳からの粉ミルクには多くの問題があります。また、離乳食も急ぐ必要はありません。むしろ一年以上、たっぷりと母乳を飲ませることが赤ちゃんの健康にはよいのです。

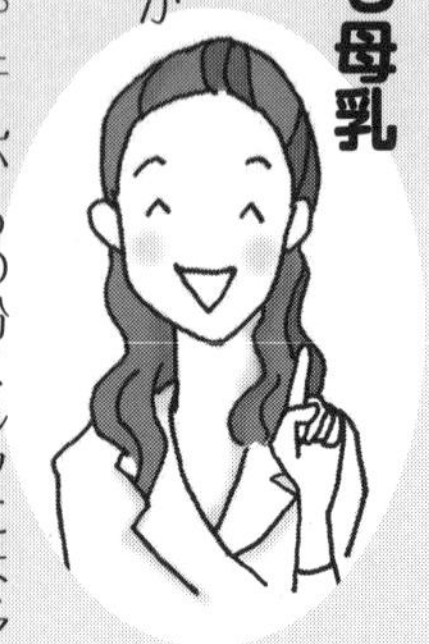

母乳にはじつに素晴らしい成分が含まれている

大人と子どもでは、腸の発達や免疫力の成長、細胞のなかでのエネルギーのつくり方が違います。赤ちゃんは歯がありませんし、子どもは乳歯が多く、消化酵素の量も多くありません。したがって、それぞれの時期によって適した食事というものがあるはずです。

ある研究で、通常よりも少ないエサを与えた猿は、たくさんエサを与えた猿に比べて非常に若々しく元気だったという結果が出て、この研究結果が出所になって、「小食は長寿」とか「一日一食か二食」といった健康本がたくさん出版され、「小食がいい」とメディアでも取り上げられました。しかし、これは過食ぎみの大人には当てはまることかもしれませんが、胎児や幼児には当てはまりません。

低炭水化物ダイエットは、胎児の副腎、下垂体にストレスを与え、糖質、脂質に対する代謝にも影響し、子どもが将来、高血圧、糖尿病、心疾患になる可能性を高くしてしまうのです。「子どもは大人とは違う」という基本的な認識を間違えると、とんでもないことになるのです。

赤ちゃんが生まれてきて最初に口にするもの、それは母乳です。母乳の大切さはいろいろありますが、初乳といわれる最初の五日まで（一週間程度）の母乳には、免疫をつかさどるたくさんの物質が入っています。やむをえず粉ミルクをあげる人にも、「初乳だけはきちんとあげなさい」と誰もが口をそろえていうのには根拠があるのです。

初乳のあとも、母乳にはじつに素晴らしい成分が含まれています。

母乳には、抗菌能力のあるものから免疫を刺激するものまで、さまざまなタンパクが含まれていて、脂質による十分なカロリーもあります。炭水化物はほとんど含まれていません。母乳のタンパク質には、ラクトフェリン、分泌型ＩｇＡ、κカゼイン、ラクトペルオキシターゼ、ラクトアドヘリンなどが含まれ、またリパーゼも豊富に含まれています。

つまり母乳には、母乳をしっかりと栄養に換え、免疫力を成長させる物質が栄養分とともに含まれているのです。また、鉄分やカルシウム、マグネシウムなどのミネラルやビタミンも豊富に含まれています。

世界的にも母乳育児が推奨されている

このように有用な働きをする微量な栄養素も解明され、母乳を人工的につくり出すこともある程度は可能になっていますが、母乳のような絶妙なバランスで、人間のタンパクで、酵素たっぷりの粉ミルクはつくることはできません。人間の赤ちゃんにとって最適な食事は何といっても母親の母乳なのです。

一九三〇年代に行われた対象者二万人の大がかりな研究ですが、何らかの病気になった割合は、それぞれ授乳期に摂取した栄養でみると、

- 完全母乳　三七・四％
- 一部母乳　五三・八％
- 牛乳　　　六三・六％

という調査結果でした。明らかに母乳で育てた赤ちゃんのほうが病気になりにくいことがわかります。

今では、世界的にも母乳育児がすすめられており、一九八九年にＷＨＯ（世界保健機関）とユニセフが世界中のすべての産科施設に対して出した共同声明では、母乳育児を推奨しています。

《母乳育児を成功させるための一〇か条》（ＷＨＯ・ユニセフ）

①母乳育児の方針をすべての医療にかかわっている人に、常に知らせること
②すべての医療従事者に母乳育児をするために必要な知識と技術を教えること
③すべての妊婦に母乳育児のよい点とその方法をよく知らせること
④母親が分娩後三〇分以内に母乳を飲ませられるように援助をすること
⑤母親に授乳の指導を十分にし、もし、赤ちゃんから離れることがあっても母乳の分泌を維持する方法を教えてあげること
⑥医学的な必要がないのに母乳以外のもの、水分、糖水、人工乳を与えないこと
⑦母子同室にすること。赤ちゃんと母親が一日二四時間、一緒にいられるようにすること
⑧赤ちゃんが欲しがるときに欲しがるままに授乳を勧めること
⑨母乳を飲んでいる赤ちゃんにゴムの乳首やおしゃぶりを与えないこと

⑩母乳育児のための支援グループをつくって援助し、退院する母親に、このようなグループを紹介すること

母乳には驚くほどの成分がたくさん含まれていますが、いちばん見事なのは、栄養素をきちんと分解できるようにするための消化酵素と、栄養が胃のなかのpH（ピーエイチ。酸性・アルカリ性の指標）などに耐えられるように守ってくれるタンパクを分解しないように、分解酵素を阻害するための酵素がよいバランスで含まれていることです。効率よく栄養を届け、きちんと消化でき、代謝できるように、さまざまな酵素が含まれているのです。

さらに、母乳はほどよい量でやめられるように味付けされています。また、良好な母子関係、愛情をもてるようなオキシトシンやプロラクチンなどのホルモンの分泌も促し、それらには母体を守ってくれる機能も含まれています。粉ミルクを買う必要がないのも母乳の魅力のひとつです。

おっぱいは究極の酵素食

おっぱいは酵素いっぱいの食べ物です。ただし、これには条件があります。健康なお母さん

のおっぱいであるということです。もし、食生活がひどく、病気をたくさんもっている、もしくは身体にたくさんの重金属やダイオキシンをため込んでいる、アレルギーがひどく、おっぱいにアレルゲンがそのまま通る、薬剤を大量に服薬している、ほとんどおっぱいが分泌されないお母さんは、人工乳のほうがよい場合もあります。詳しくはあとで述べます。

母乳にはたくさんのタンパクが含まれていますが、これらのタンパクは最初のひと月で急激に減り、その後は徐々に減っていきます。ほとんどのタンパクは乳腺でつくられていて、数種類だけは母親の血液中などから分泌されます。

母乳に主に含まれているタンパク質は「ムチン」「カゼイン」「乳漿《にゅうしょう》タンパク」の三種類です。

ムチンは、ミルクにある脂肪の小滴を囲むものです。はっきりとはわかってはいませんが、腸などの粘膜を保護する作用があります。あまりたくさんは含まれていません。カゼイン（ここでのカゼインは、βカゼインといって、牛乳に含まれるαカゼインとは違い、ヒトのプロテアーゼで分解されやすいタイプのものです）は、初めの数日はほとんど含まれていませんが、徐々に増えていきます。一方、乳漿タンパクは初めから豊富に含まれています。それぞれ、赤ちゃんの成長に必要なアミノ酸を豊富に含みます。

さらに母乳は、飲み始めと飲み終わるときでは味が違います。飲み始めはやや糖分が多く甘いので赤ちゃんがぐいぐい飲みます。すると間もなく、タンパク含有量が増え、次に脂肪分が多くなり満腹感が得られるので、飲み過ぎずにちょうどいい量で終えることができます。

母乳には栄養を吸収させるためのタンパクが豊富で、栄養と結びつき、水溶性にしてくれたり、粘膜から取り入れやすくしてくれます。またタンパク分解酵素を阻害する酵素でさえ、タンパクとの結合の安定を保つために存在しているし、酵素は大きい分子の栄養素を吸収しやすく分解するために存在しています。それらの酵素を以下に紹介しておきます。

胆汁酸塩依存性リパーゼ（BSDL）

母乳のなかの脂肪は九〇％以上が中性脂肪です。新生児はとくに大人に比べて十二指腸内に分泌されるCDLといわれるリパーゼ活性が極端に低い。そのため、このBSDLといわれるさまざまな脂肪を消化してくれるのに役立つリパーゼが含まれることによって、脂肪吸収を効率よく行ってくれます。とくに未熟児は自身のリパーゼ活性が低く脂肪を利用しにくいので、BSDLはとても役に立ちます。しかし、母乳を加熱するとBSDLの活性はほとんど消失してしまいます。

αアミラーゼ

αアミラーゼを大量に含みます。このタイプのアミラーゼはpHが低くても活性が保たれるので、胃のなかのpHの状態にも耐え、ペプシンによって分解されるのを防御することができます。

実際には母乳内にはアミラーゼの基質である炭水化物は含まれていませんが、何かを口にしたときなどの予備能力として存在しているのかもしれません。

α_1アンチトリプシン

タンパク分解酵素を阻害するα_1アンチトリプシンやアンチキモトリプシンが存在しますが、これによってラクトフェリンなどの重要な栄養分が膵臓からの酵素に分解されてしまわずに、腸内に届くように微妙に調整されています。タンパク分解酵素がないと、当然、アミノ酸不足になってしまい、あり過ぎても必要なものがきちんと届くべきところに届かなくなります。分解酵素と分解酵素を阻害する酵素が必要に応じて絶妙な配分で含まれています。

含まれているタンパクをみれば母乳がいかに素晴らしいかがわかる

先に紹介した「ムチン」「カゼイン」「乳漿タンパク」以外にも、母乳にはさまざまな有用なタンパクが含まれていますが、主なものを以下に紹介しておきます。母乳がいかに素晴らしいものであるかがわかります。

βカゼイン（牛はαカゼインが主で、人間はほとんどがβカゼイン）

カルシウムや亜鉛などのミネラルの吸収を手伝ってくれ、これらミネラルを常に運んでいる車のような役割をしてくれます。

ラクトフェリン

鉄と結合する性質をもっていて、鉄の受け渡しをして鉄の体内への吸収を助けてくれます。発見当時、鉄を吸収するのに役立つだけと考えられていましたが、大腸菌が腸の内皮細胞に接着するのを防いだり、HIV（エイズ）などのウイルスやカンジダなどのカビの活性を抑える役割があることが研究でわかりつつあります。

葉酸結合タンパク

胃酸の低pH状態（強酸性）に耐え、細胞分裂に必要な葉酸の吸収に役立っています。

αラクトアルブミン

大腸菌、クレブシエラ（菌種）、黄色ブドウ球菌、表皮ブドウ球菌、ストレプトコッカス（連鎖球菌）、カンジダなどの病原菌から守ってくれます。カルシウム、亜鉛の吸収に役立っているといわれています。

ＩＧＦ結合タンパク

これはＩＧＦといわれる成長因子にくっつくことで、腸内にある受容体に届くように、分解酵素などからの攻撃から守ってくれる盾《たて》となります。

抗菌活性

バクテリア（細菌）、ウイルス、カビなどから守ってくれる作用をもつものが多く含まれています。

イムノグロブリン

主に含まれているのは、粘膜を守ってくれているＩｇＡというイムノグロブリンです。初乳にはきわめて高濃度に含まれているので、初乳は免疫に絶対に必要なものになります。初乳のあとも十分な量が含まれています。

これにより、未熟な乳児を大腸菌、腸炎ビブリオ、ヘモフィルスインフルエンザ、肺炎球菌、クロストリジウム、サルモネラなどさまざまな病原菌、ロタウイルスなどのウイルス、カンジダなどのカビから守ってくれます。

ライソゾーム

母乳内の多くを占める物質のひとつで、殺菌作用があったり、ラクトフェリンの効果を高めたり、ＨＩＶウイルスの成長を止めたりする効果があります。

κカゼイン
それほどたくさん含まれているわけではありませんが、胃潰瘍や胃がんの原因のひとつとされているヘリコバクターピロリ菌が胃粘膜に接着するのを防ぐといわれています。
ラクトペルオキシダーゼ
さまざまな細菌に対する殺菌効果をもつといわれています。

母乳には腸を元気にする物質が豊富

乳酸菌、ラクト桿菌、ビフィズス菌などが善玉菌といわれていますが、母乳にはこれらが育ちやすくなる物質が豊富で、プレバイオティクスとしても優れていることになります。第4章で詳述しますが、腸は免疫の八〇%が存在するとても大事な器官です。この免疫をつかさどる物質が母乳に含まれているのです。以下のものが代表的なものです。

サイトカイン
インターロイキン1-β、6、8、10、TNF-α、TGF-βなどが含まれています。それぞれ、抗炎症作用があり、そのメカニズムははっきりとはわかっていませんが、免疫応答の練習に使われたりして、Ｔリンパ球のタイプをTh１からTh２へ徐々に変換することや、アレルギーの発展などさまざまな機能が可能性として示されています。

ラクトフェリン

すでに紹介していますが、ラクトフェリンが受容体とくっつくと、さまざまなサイトカインＴＮＦ－α、インターロイキン１－β、８、ＮＯなどが出てきて、免疫に関与する働きをします。

このほか、母乳には腸そのものの成長を促進させる因子となる物質も含まれていて、さらに赤ちゃんの成長を早めてくれる作用があるようです。

成長因子

ＩＧＦやＥＧＦといわれるものが存在し、ＤＮＡ合成を刺激し、腸の機能を高めるといわれています。

カゼイン誘導性ペプチド

βカゼインなどがあります。

おっぱいの出やすい身体づくりに失敗しないために――私の体験から

私は二児の出産経験がありますが、母乳育児には失敗しました。今考えると、このような情報を知っていればよかったのにと後悔しますが、だからこそ、きちんと伝えなくてはいけないと思いました。

医師である私ですら、おっぱいの〝出〟は、体質や時間の問題だと思っていました。そして、おっぱいの指導は特別な産院だけが行っている指導だと思っていたのです。事前に知っていれば、自分で産婦人科の施設を調べることもできます。そうすれば、どんな体質の人でも、個人差はあっても、おっぱいをあげる成功率を高めることができます。

おっぱいの出を決めるのは、事前の準備と出産後「すぐ」が勝負です。生後二四時間までの授乳回数がその後の分泌量に影響します。そのため、できるだけ早期にお母さんと赤ちゃんを接触させる必要があります。出産後三〇分以内に初回授乳を行うとよいことがわかっています。また、母乳は、母子の絆の形成と赤ちゃんの感染予防にも効果があります。

赤ちゃんが乳頭を吸う刺激は、母親の脳の真下にある下垂体に作用し、下垂体前葉からプロラクチンが、下垂体後葉からはオキシトシンが分泌され、母乳分泌を促します。プロラクチンは同時に、母性行動の中枢である視床下部の内側視索前野に作用して、母性愛を引き出します。

このプロラクチンの働きで、夜中に何度も起きなくてはならず、途切れ途切れの睡眠になっても十分に体力が維持できて昼間も元気でいられますし、授乳中は妊娠しにくくなるので今の赤ちゃんに集中でき、また、次の出産時にも母体の体力の低下を防ぐことができます。

母乳育児に成功するかどうかは病院によります。成功している病院の共通点をあげてみましょう。

◎出産直後から母子同室だった
◎出産後、三〇分以内に母乳を飲ませた
◎赤ちゃんがほしがるときはいつでも母乳を飲ませた

このような病院では母乳栄養率が高く、たとえば、一か月で八三～九〇％あり、七か月経っても八四・四％を保っているとの報告がされています。

私は忙しさにかまけて二回とも、とりあえず近くてそこそこきれいな病院での出産を決めてしまいました。

そこは母乳育児に力を入れていないところ（手を抜いている病院というわけではないでしょうが…）でした。出産前におっぱいの手当てをするといった説明はまったくなく、入院後も、分娩直後は母親が疲れているからと寝かせてくれて、乳首を吸わせるなんていうことはしませんでした。

母親への食事指導もありませんでした。入院中の一日、お祝い膳としてフランス料理のフルコースがふるまわれました。それ以外の日も高カロリー・高タンパクの食事がたっぷり出ました。食べ物は何でも持ち込み自由でした。

おっぱいのマッサージは、一回目の産院では、痛いマッサージを看護師さんが三人がかりで一〜二回してくれましたが、この段階での手入れ法などがあることすら教えてくれませんでした。

退院に向けての栄養指導は、某ミルクメーカーの栄養士さんが来てくれて、お土産に粉ミルクを一缶くれました。
※欧米では、産院に粉ミルクメーカーの宣伝ポスターを掲示したり、パンフレットを置いたり、営業マンや栄養士が産院に出入りすることが禁じられています。
さて、退院して自宅にもどったとたん、きちんと乳管（おっぱいが通る管）が通るようなマッサージをしているわけでもなく、カロリーをたっぷり摂っていたため、分泌が高まって出口がふさがったままの乳腺がどんどん膨れ上がりました。まだ吸う力が十分ない赤ちゃんは乳輪をくわえることができず、飲めないので泣きます。

これではおっぱいをあげられないと思い、あわてて哺乳瓶を消毒し、いただいた粉ミルクを飲ませ、ほっとひと安心。でも、どんどんできてくるおっぱいを出すことができず、ゴムまりのように腫れあがるおっぱい……。

おっぱいをちゃんと吸えない理由もわからないまま、とうとう乳腺炎になってしまいました。きっと私はおっぱいの出が悪いのだと思い、近くの病院に行ってみたのですが、助産師さんがおっぱいをみて、「大丈夫ですよ、ちゃんとおっぱいは出ていますよ」とのひと言で終わりでした。マッサージの仕方も食事指導もありませんでした。

結局、一人目は粉ミルクで育てた、といってよいでしょう。

二人目のときは、同じ失敗は繰り返すものかと思いましたが、産院を事前に調べることもなく、ほぼ同じ対応をしてしまいました。ただ、退院後に桶谷式の「おっぱいマッサージ」を知り、食事も乳管がつまりやすい高脂肪のものを避けることなどを学び、乳腺炎まではならず、何とか母乳をあげることができたのですが、事前に産院での最初の授乳やおっぱいの手入れ、食事が肝心だとわかっていれば、と今でも残念に思います。

読者のみなさんには、私のような失敗をしないように、きちんと母乳育児を指導してくれる病院を事前に調べることをおすすめします。結果として混合栄養（母乳と人工乳）になるにしても、母乳育児の大切さとその方法は知っておくべきなのです。

粉ミルクにどう向き合うか

粉ミルクはいろいろ改善されてきましたが、依然として、母乳よりタンパク質が多いようです。母乳は初乳にいちばんタンパクが多く、徐々に成分は減っていきます。また、前述したように味も変わります。そのような絶妙な調節は粉ミルクではできません。ですから、粉ミルクをあげていると、未熟な消化吸収能を上回る窒素成分が小腸から大腸まで行く量を増やすことになります。

そうすると、腸内細菌叢では、大腸菌などの有害腐敗菌の増殖を促すことになります。母乳で育てた赤ちゃんの便はほとんど臭いません。少しすっぱい臭いがします。粉ミルクで育てた赤ちゃんの便は臭いが違います。

そのほか、母乳の腸内細菌叢への影響は栄養面だけでなく、母親の肌に触れるということとも関連しています。おっぱいに触れて飲む母乳は、ブドウ球菌、連鎖球菌、ビフィズス菌、乳酸菌など、乳児の腸への共生細菌の供給源なのです。母乳を飲んでいる間、一日約八〇〇ミリリットルの母乳中に、一万～一〇〇万個の共生細菌が供給されています。

母乳には他の栄養も吸収しやすいようなタンパクが含まれていますが、牛乳に含まれるタンパクは胃液と反応してカード（乳餅）をつくり固くなってしまい、吸収を妨げるものもあるため、鉄分の不足をもたらしやすいのです。また、粉ミルクの原料であるもともとの牛乳自体が抗生剤を与えられている牛や、ホルモンを使用している牛からのものだったとしたら、さらに懸念されることが増えてしまいます。

ですから、牛乳そのものをあげるなどしたらすぐにリーキーガットになってしまいますので、あげるなら必ず赤ちゃん用の粉ミルクにして、さらにソフトカード化してあるものがよいでしょう。

おっぱいをあげられないお母さんはどうする？

病気をもっていて薬を常用していたり、働いていて物理的に母乳をあげられないお母さんもいるでしょう。私も三か月で仕事に復帰しました。ある程度、搾乳はできても、やはり三時間ごとに赤ちゃんに吸われているおっぱいに比べれば、出なくなるのが早くなります。そんなときは自分を責めるのではなく、できる範囲でベストと思う選択をしてください。

まず、愛情をたっぷりあげましょう。粉ミルクは、あげるにしても、しっかり情報を集め、よりよいものを選びましょう。

最近の粉ミルクは、ラクトフェリンなどのプレバイオティクスを配合するなど、さまざまな工夫がされていて、以前よりはよくなってきています。また、栄養の吸収しにくさは、リパーゼが含まれていないことが原因だということが判明していることから、糸状菌由来の酵素リパーゼを利用して人工乳をつくっているところもあります。なかには、加水分解をして吸収しやすいようにしている粉ミルクもあります。さきほども出てきましたが、ソフトカードといわれ、胃液と反応してカードをつくるのを防ぐミルクもつくられています。諸事情でおっぱいがあげられないお母さんは、これらを利用するのも手かもしれません。

宮城県立こども病院の境武男先生は、「一般の人工乳は牛乳を原料としてつくられています。タンパク質というものは、赤ちゃんの身体に入ったときに、アミノ酸二個（ジペプチド）までしか分解されないという特徴があります。人間にとって異種タンパクである牛乳が、アミノ酸二個までしか分解されていないと、赤ちゃんの身体のなかで抗原抗体反応が生まれ、アレルギーを起こす可能性があります」と指摘しています。

これらを考慮して、牛乳のタンパク質をアミノ酸一個（モノペプチド）というもっと小さな分子にまで分解することで、アレルギー反応が起こらないようにしてつくられた、アレルギー用ミルクもあります。

くる病の原因は母乳育児ではない！

厚生労働省研究班、日本内分泌学会、日本骨代謝学会が合同で、「くる病・骨軟化症の診断マニュアル」を作成しています。くる病・骨軟化症とは、ビタミンDの欠乏によって骨の石灰化が障害され、低身長や骨変形をきたす病気ですが、成長板と呼ばれる軟骨帯が閉じる前の子どもに発症するものを「くる病」といいます。

この原因として完全母乳栄養をいちばんにあげ、世にいう「適切な時期（実際は適切ではありませんが）」（五〜六か月）での離乳食の開始や人工ミルクをすすめ、ビタミンDを多く含む卵や牛乳を早く食べさせるようにと書かれています。このように学会や厚生労働省が一緒になって訴える場合、啓蒙《けいもう》活動が行われてメディアで取り扱われる機会も増え、完全母乳栄養があたかも悪いかのような印象を与えかねません。

しかし、実際は、ビタミンDは日光に当たることによって皮膚でつくられ、肝臓・腎臓で活性化されるものです。人工ミルクは、母乳よりビタミンDを多く含みますが、母乳にも当然含まれています。まったくないわけではありません。ビタミンD不足は、これもメディアなどで騒がれた過剰な紫外線対策のため、大気汚染なども相まって外遊びをしなくなる、あるいは子どもの全身に日焼け止めを塗ることによって、紫外線が皮膚に直接当たる機会を失っている子どもたちが増えているからなのです。

もちろん学会でも、完全母乳育児の次に、日光にあたる機会の減少などを原因にあげています。しかし、これを二番手にあげているということは、完全母乳育児を否定することになりかねません。くる病になるかもしれないからと不安をあおり、せっかく順調に母乳育児がすすんでいる赤ちゃんにまで無理に人工ミルクをあげる必要はありません。真夏の昼間の強い紫外線は避け、頭には帽子をかぶせてあげて、とくに手や足には日焼け止めを塗らずにお日様の下で一日合計一時間弱は遊ばせてください。

また、ビタミンD欠乏には基礎疾患が隠れている場合があります、腸の吸収障害、腎臓疾患、ビタミンD欠乏を引き起こす薬、遺伝性の疾患など、くる病が疑わしいときには、すぐに完全母乳栄養のせいにするのではなく、病院に行って精密検査を受けることが必要でしょう。

場合によっては、ビタミンD製剤やサプリメントがあります。しかし、不安だからといって摂り過ぎないで、医師のアドバイスのもとで摂取してください。サプリメントを摂り過ぎると別の障害が出てくることもあります。また、ビタミンDは卵だけでなく、天日干しした椎茸類やキクラゲ、タラ、真アジ、イワシやニシン、穀物などにも含まれています。

離乳食を急ぎ過ぎないで！

離乳食については、生後五か月から六か月頃から始めるのが保健師さんや専門家がすすめる時期です。

〝その時期がよい〟といわれ始めた理由には多説あります。その時期からアミラーゼの分泌が始まるからという説や、歯が生え始め、噛む練習を始めるのによい時期だとか、仕事をしている母親が会社に復帰しなくてはならない事情もあったから、などいろいわれています。

では、本当はどうなのでしょうか？

真実は違います！

内分泌系での、主に離乳食で使われる炭水化物（母乳中にはほとんど含まれず、離乳食から始まるもの）を分解するために必要なアミラーゼの分泌が始まるのが、生後半年ぐらいです。離乳食を始めたことで、アミラーゼが十分分泌されるわけではありません。ですから、離乳食は早々にあわてて始めてはいけません。生後五～六か月は歯が生えてきて噛みたいという意思が出てきて、「もぐもぐ」する練習や、「ごっくん」する練習の時期なのです。

戦前では、離乳食は一歳前後から始める人たちも多かったようですし、離乳食などをわざわざつくることもなかった家庭もたくさんありました。北極圏のイヌイットの人たちは、通常二〜三年は子どもを母乳で育てています。ベビーフードなどはまったく必要のないもので、メーカーが売りたいがために〝早期に〟と洗脳しただけだといえます。

さて、ではいつ頃から始めればよいのでしょうか?

医学的視点からみれば、その子の発達状況やアレルギーなどの体質によって違いますが、満一〜二歳頃からがよいでしょう。生後一八か月頃までは、腸の発達が完成していないので、まだ十分な消化酵素をつくることができないからです。その頃から序々に離乳食を始めて、二〜三歳で切り替えることをおすすめします。

しかし、世間では一般的に生後六か月頃といいます。なぜこれほど早く離乳食をあげることがよいと思われてきたのでしょう。それは、序章で指摘した『スポック博士の育児書』(間違った育児書)によって、早期離乳が常識化されてしまったからです。この本では、三か月の断乳をすすめていたのです。しかし、それにしたがって無理やり断乳してみると、アレルギーの子どもが増えたり、体質の弱い子どもが増えたりしました。その間違いに気がついたスポック博士は後に改訂したのですが、時すでに遅しで、初版があまりに売れ過ぎていたので、改訂後のものを読んだ人はたいへん少なく、伝わらなかったのです。

では、どんな離乳食をあげればよいかというと、最初は細かくつぶした野菜や重湯、砂糖を使っていない甘酒などがよいでしょう。加熱した果汁などを離乳期前にあげると、肥満や、逆に母乳を飲まなくなることによって栄養不足になる可能性があります。電子レンジを使った下ごしらえなどは、タンパク質が変性して消化しにくく、異物として認識されるためにアレルギーを起こしやすくします。電子レンジは使わないほうが無難です。

離乳食は赤ちゃんの腸の成長に合わせて

子どもの消化管は未完成です。免疫能力もあわせてきちんと完成するのは一〇代の終わり頃です。赤ちゃんは胎児のときに、一生を通してタンパク質の処理、管理を行うために自分だけの「酵素取り扱い説明書」みたいなものを受け取ります。お母さんのお腹のなかにいるとき、つまり、「胎内環境」がいかに大切かがおわかりでしょう。

人間の胎児は、一人ひとりのタンパク質に関する指示書をもっています。その指示書にしたがって胎児九週目から一二週目の間に消化酵素を活性化させるのです。赤ちゃんが生まれてすぐに活性化させるのは、母乳を消化する酵素だけです。この状態は少なくとも一八か月まで続きます。その後、炭水化物を少しずつ消化できるようになります。その頃になって乳歯が一二～一四本生えると、食べ物のなかの炭水化物を噛むことによって、腸のなかで処理が可能となるのです。

胎児の成長は全生物の進化の過程を示しています。いちばん初めにできる臓器は腸です。そして、すべての生命活動の過程で必ず必要になる栄養素は酵素なのです。酵素がなければ、食物を分解することも、栄養にすることも、エネルギーにすることもできません。

腸内細菌が整うのには三歳までかかる

大人の場合は、腸の周囲に七〇～八〇％の免疫物質が集まっています。

子どもの場合は、まだ胸腺や脾臓、骨髄にも存在していますが、やはり腸の周囲の免疫物質はたいへん大きな割合を占めます。しかし、乳児の体内とくに腸内の環境がしっかり整うのは、生後だいぶ先です。腸内の酸性粘液に含まれるムチンがきちんと分泌されるのは一歳頃、腸内細菌叢が整うのが三歳頃、他の免疫系にいたっては一五歳くらいまでかかるものもあります。

腸内環境がしっかり整っていないときに、アレルゲンとなる食物が体内に入ることによって、アレルギーになりやすくなります。腸内細菌は三歳頃までは整っておらず、アレルギーになりやすいため、タンパク質はいろいろなものを少しずつあげるようにし、偏ったものを大量にあげるのは避けたほうがよいでしょう。

子どもの免疫力

	新生児	6か月	1歳	2歳	3歳	4歳	5歳	5〜15歳	大人
ムチン									
腸内細菌叢									年齢とともに変化
NK細胞		＞成人レベル	＞成人レベル	＞成人レベル	＞成人レベル	＞成人レベル			
IgG									
IgM									
IgA									
Th1免疫									加齢とともに減少
T細胞非依存性抗体									

（濃い網）：免疫が未熟、（薄い網）：免疫の発達段階、（白）：免疫は成人レベル。NK細胞は子どものときのほうが大人よりも免疫活性が高い時期があり(6か月〜4歳)、その後は大人と同じレベルになる。

(Martin R et al ; Beneficial Microbes, 2010 ; 1(14) : 367-382)

それから、妊娠中のお母さんの食事の項でも述べたように、牛乳は赤ちゃんには飲ませないほうがよいのですが、二歳からはとくに摂らないほうがよいのです。二歳になると乳糖を分解する酵素であるラクターゼの分泌がぐんと減ってしまい、よく消化できません。人工ミルクでも、牛乳からつくられているものは、特別処理したもの以外は分解できないのです。

赤ちゃんの歯に合わせた離乳食に

私は診察のときには、必ず患者さんの口のなかの状態をみます。噛み合わせ、虫歯、銀歯などの状態、歯肉の状態、扁桃腺の腫れ具合、口臭、舌の状態などです。

乳歯から永久歯への生え替わり時期

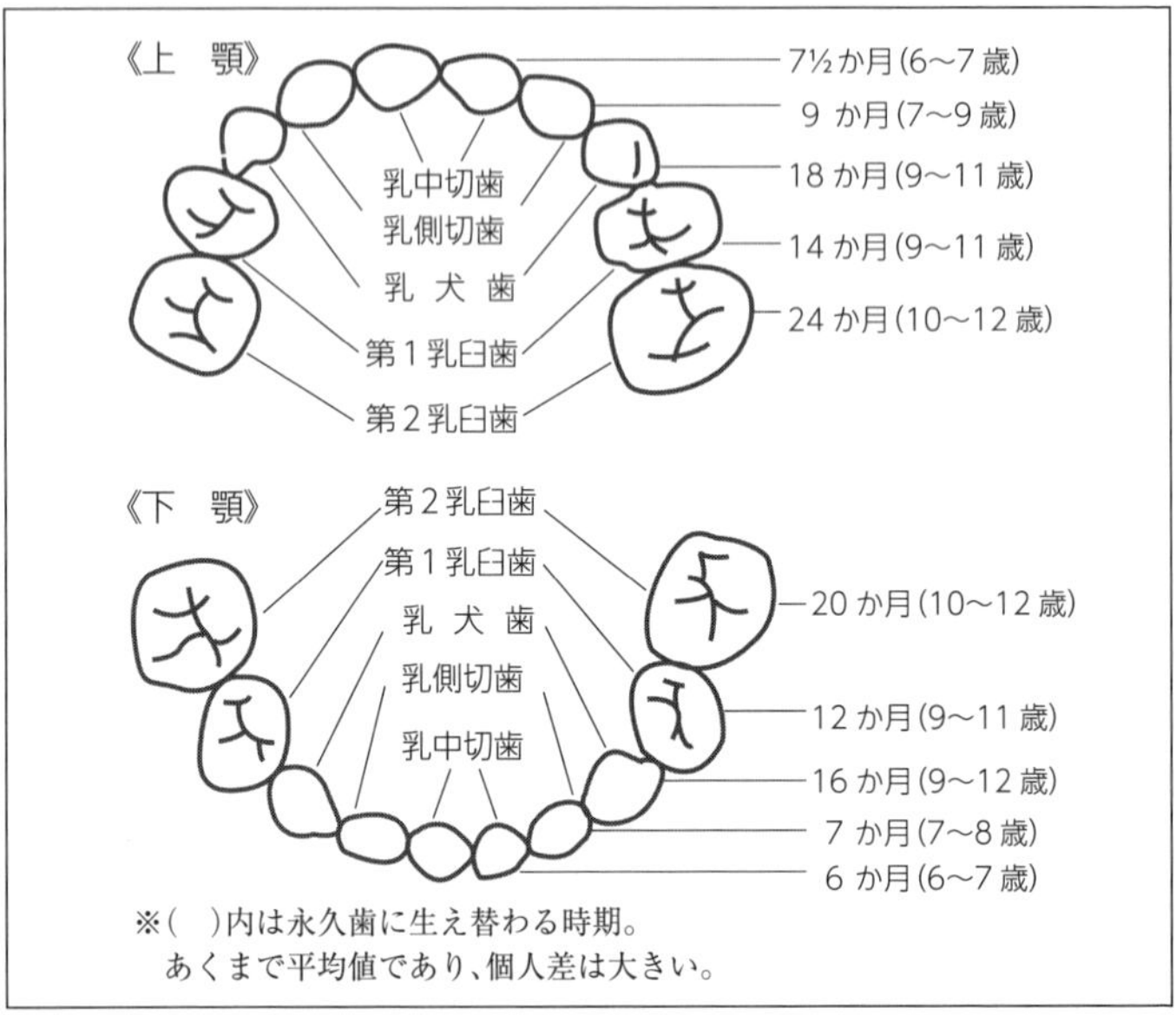

※(　)内は永久歯に生え替わる時期。
あくまで平均値であり、個人差は大きい。

歯が生え、乳歯から永久歯に生え替わる大事な子どもの時期、当然、食事や衛生状態の管理が大切になります。

草食がいいのか、肉食がいいのかという議論がありますが、人間は雑食です。歯の構成からみると、前歯は切歯といって野菜などをきざんで食べるため、犬歯は肉などを引きちぎって食べるため、臼歯は穀物をすりつぶして食べるためのものので、その割合が人の摂るべき食べ物の割合と考えるのが正しいという説がありますが、私も賛成です(前歯八、犬歯四、臼歯一六本)。大脳生理学の専門の久保田競先生は、「ほとんどの赤ちゃんは、前歯から生えてくるので、人はまずはじめは、野菜などを食べるようにできている」とおっしゃっています。その原理からいっても、そう考えるのが自然だと思います。

ですから、母乳以外で最初に口にする食べ物としては、少量の野菜や果物のすりおろしにして、ほとんどは母乳から栄養を与えたほうがよいのです。歯が生えそろった順から少しずつお粥、煮野菜などを追加し、いろいろな味で刺激を与えます。一歳以降に腸内のムチンなどが整って、一歳半から二歳頃は一二〜一四本の乳歯が生えている時期で、噛むという行為ができるようになります。離乳食はその頃から始めて、三歳になると十分歯が生えそろっていきますから、そのあたりから食事を徐々に変更したほうがよいでしょう。

このように、人は酵素、腸の成長、免疫、歯との関係もあり、少なくとも一八か月までは母乳が中心で、少しずつほかのものを食べ、消化吸収するようにできているのです。

ただし、健康なお母さんからの母乳に限ります。栄養不足のお母さんや前述した病気があったり、薬を飲まれているお母さんからの母乳には問題もありますので、こだわりすぎもよくありません。必要なときには粉ミルクも使っていきましょう。

4　三歳からの食事——子どもの食物とエネルギー代謝

三歳の頃は腸内細菌が整ってきたばかりで、免疫系など腸の機能もまだ不十分です。したがって三歳以降も、砂糖たっぷりのお菓子や牛乳、卵などの動物性タンパクは十分に消化できないのです。これが遅延型アレルギーやリーキーガットの原因となり、さまざまな疾病の原因になっていくのです。

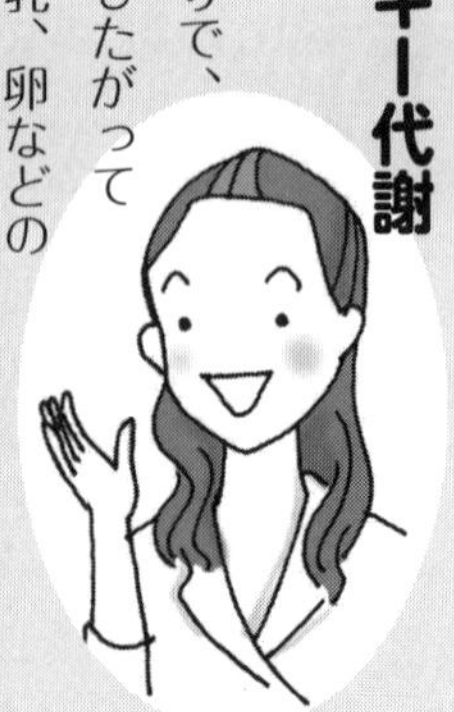

「三歳までケーキはだめよ！」

離乳食のところでもお話ししたように、三歳までの子どもと大人では、消化能力はまったく違います。アメリカでは「三歳まではケーキはだめよ！」という教えがあるように、三歳まではよく消化ができません。消化ができないものを与えると不消化物となり、腸内に長く滞在するようになり、それが腐敗して腸を荒らし、悪玉菌を増やし、有毒な物質を生成させ、アレルギーなどにつながるのです。

また、三歳までは生卵かけご飯は絶対にあげないでください。とてもアレルギーを発症しやすくなります。卵白にはオボムコイドというアレルゲンになりやすい物質があります。加熱すると変性してアレルゲンにならない場合があるのですが、生のほうがよりアレルギーを起こしやすいといえます。また、生卵はサルモネラ菌による食中毒を起こす可能性があります。とくに腸が未熟な子どもには与えるべきではありません。

では、三歳を過ぎれば、何でもあげてよいのか――。それもだめです。

免疫力はまだまだ途上段階、極論すれば、肉体的に大人になる一五歳まではお母さんのお腹のなかで育てたいくらいなのです。実際には物理的にお腹のなかには入れておけないので、結局、外で育てなければなりません。

ただ、三歳ぐらいになると腸内細菌叢が整ってくるので、糖分には、ある程度は自然に対処できるようになります。この〝自然に〟に注目してください。乳酸菌などの腸内細菌の働きによって糖分の分解が自然にできてきます。だからといって、ケーキやお菓子に入っている添加物や、ショートニングといわれるトランス脂肪酸、大量すぎる白砂糖や精白しきった小麦、農薬だらけの小麦を消化できるわけではありません。

エネルギーをつくり出す２つの方法

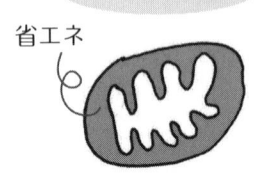

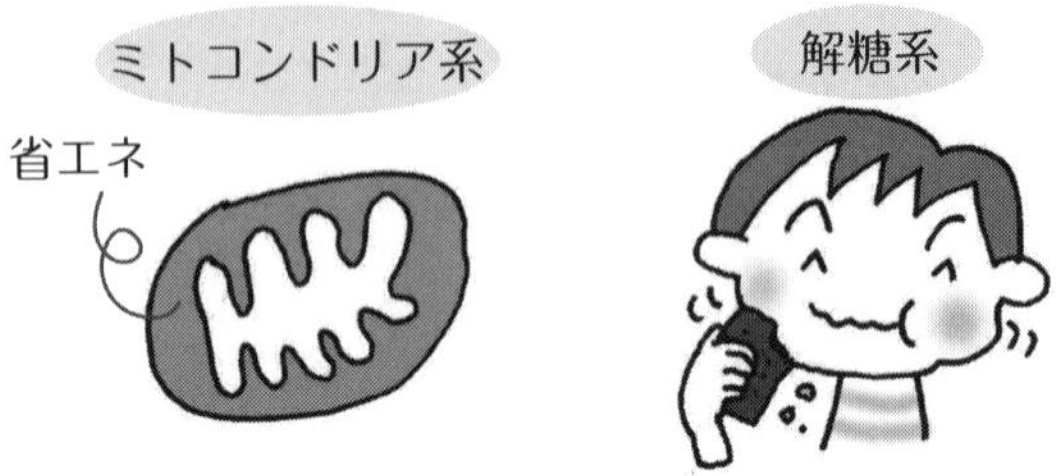

	ミトコンドリア系	解糖系
酸　素	使う	使わない
グルコース	不要	要
体　温	要	不要
エネルギーをつくるスピード	遅い	早い
持続性	あり	なし

また、タンパク質も、急にあらゆるものを無制限に摂り入れられるわけではありません。

大人と子どもはエネルギーのつくり方が違う

細胞がエネルギーをつくり出すのには二つの方法があります。一つは酸素を使わずに食べ物から糖を分解してすぐに活用する「解糖系」です。体温が低くても行われる反応ですが、乳酸ができるので長続きしません。

もうひとつは、細胞のなかのミトコンドリアがこの解糖系で分解された栄養素（ピルビン酸）からクエン酸回路で水素を取り出し、最後に酸素を使って水をつくる「ミトコンドリア系」です。時間をかけ、大量のエネルギーをつくり出すものです。これには三七度程度の体温と十分な酸素を要します。

身体は、細胞分裂や瞬発力の必要なときには解糖系、持久力が必要なときにはミトコンドリア系を働かせます。お腹のなかにいる赤ちゃんは解糖系を働かせながら細胞分裂を繰り返し、生まれて肺呼吸が始まると、徐々にミトコンドリアが増え始め、一五歳で大人と同じ程度になります。

子どもにとって必要なエネルギーは解糖系です。すぐにエネルギーになるものがよく、食いだめできませんが、そのため、食事と食事の間におやつが必要となるわけです。そして、ある程度の時間、お昼寝が必要となります。

三歳から六歳まででは一〇時と一五時におやつ、そして朝寝と昼寝が、また七歳から一〇歳前後までは一五時のおやつと昼寝を軽くするとよいでしょう。

人は、一五歳頃になると細胞分裂（著しい成長）は勢いをひそめ、昼寝をしなくても持続的に動けるようになり、瞬発力と持続力の両方を身につけることができるようになります。したがって、一五歳になって大人の身体になるといえます（目安です。成長には性差・個人差があります）。

子どもに空腹の時間を長くもたせると脳内にモルヒネ様物質が出ます。その結果、イライラしやすく、キレやすく、集中できなくなります。ですから、きちんとまめに食事やおやつをあげないといけないのです。

おやつ＝お菓子は大きな間違い

しかし、おやつの質には気をつけなくてはいけません。脳細胞がつくられるのは胎児から一歳までの間がほとんどですが、まだまだしわをつくったり、いろいろなことを吸収する大切な時期です。質の悪い脂肪分や炭水化物、変性したアミノ酸は避けましょう。ビタミンやミネラル、酵素をたっぷりとあげることでどんどん「よい脳がつくられる」のです。

気をつけてほしいのは、おやつ＝お菓子ではないということです。子どもは解糖系が主なエネルギーの産生方法であるため、エネルギー源となるものを小分けして与えないといけません。おやつは「小分けにした食事」ととらえるほうが正しいでしょう。

子どもは一度にたくさんの量を食べられません

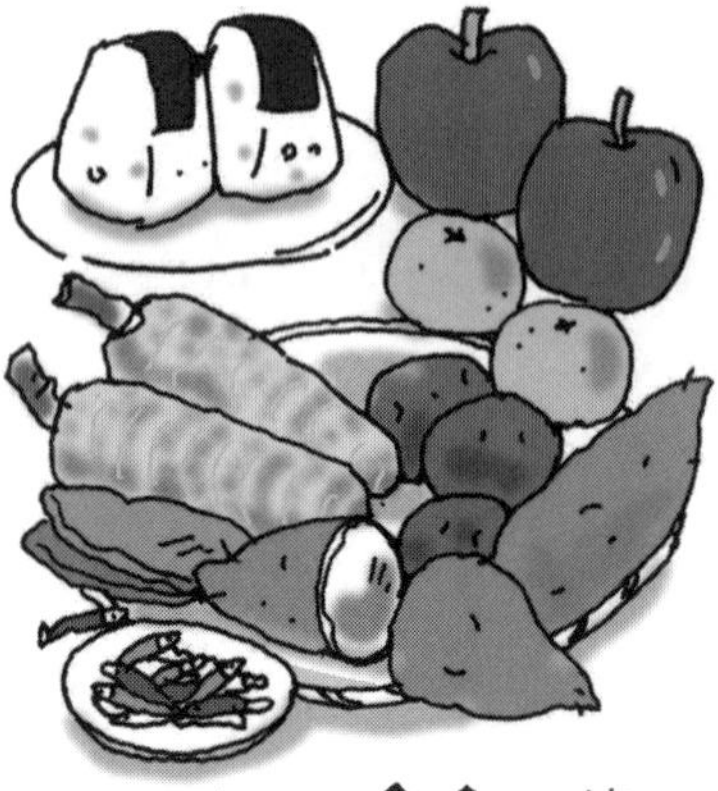

し、エネルギーはすぐに消耗してしまいます。炭水化物は必要ですが、砂糖や酸化した油まみれのスナック菓子は必要ではありません。果物やおにぎり、トウモロコシ、焼き芋やジャガイモ、干し芋などのドライフルーツ、ジャコなどの小魚などは、とてもいいおやつといえます。もちろん、手のこんだ手づくりおやつなども子どもは喜ぶでしょうが、時間のないときはこのようなものでも子どものおやつには十分なのです。たまには、楽しみやおつきあいでお菓子を食べる喜びもいいでしょうが、おやつを毎回お菓子にするのは大きな間違いです。

低炭水化物・高タンパクは子どもには危険

母親が妊娠中に肉や魚ばかり食べ、ご飯などの炭水化物を少ししか食べないでいると、生まれた子どものコルチゾル（副腎皮質ホルモン）が増えます。コルチゾルは、炭水化物や脂肪、タンパクの代謝を制御するホルモンで、これが過剰に増えると、血糖や血圧を上げ、免疫機能を低下させます。

このことがわかったのは、妊娠中毒を防ぐ目的でよかれと思って行われていた指導法でした。この時代の多くの医師が炭水化物を控えることを指導していたのですが、生まれた子どもたちに問題が起こったのです。そして、この低炭水化物ダイエットは、やせるために、現在多くの若い女性たちが行っている食事療法でもあるのです。

この低炭水化物・高タンパク質ダイエットを妊娠中の女性や子どもに行うのは、たいへん危険なことです。これは、腎障害やケトアシドーシスや他の妊娠中のストレッサー（さまざまなストレスを与える刺激）になります。

ケトアシドーシスは、脂肪の分解により血液中に放出されたケトン体が蓄積され、さまざまな症状を起こすものです。ケトアシドーシスになると、子どもが異常行動や発達障害を起こす可能性があります。

学校給食について

さて、小学校に入学してからの食事に大きなかかわりがあるのは、学校給食でしょう。わが国でパン食と牛乳が根づくきっかけとなったのは、一九六〇年代に始まった給食です。毎日、お昼の主食がパン＋牛乳になり、これが当たり前になっています。

学校給食の目的は、「心身の健全な発達、食に関する正しい理解と適切な判断力を養い、学校における食育の推進を図ること」（学校給食法第1条抜粋）となっています。そして、「適切な栄養による健康の保持増進、食事について正しい理解を深め、望ましい食習慣を養うこと、伝統的な食文化についての理解を深めること」（同法第2条抜粋）と立派な目標がかかげられています。

はたして実態はどうでしょうか？

子どもの頃の食習慣はその後の食生活にも大きく影響します。小中学生の時期は、味覚や食習慣の形成に大切です。しかし、メニューはパンに牛乳、冷凍食品が材料のハンバーグや揚げ物、デザートには缶詰のフルーツや油と塩がふってあるナッツ……組み合わせも学校によってまちまちで、揚げパンやソフト麺など質の悪い食品がメニューに並んでいる学校もあります。これが本当に立派な目標にそった食事といえるでしょうか。

学校給食が始まった当初は、食糧不足・栄養不足で、基本的な栄養を満たすため、アメリカでの余った小麦や脱脂粉乳の処理という名目もあり、毎日がパンと脱脂粉乳（後に牛乳）が当たり前でしたが、一九八〇年代頃から米飯給食が始まり、今では全国平均週三・二回が米飯となっています。しかし、まだ半分はパンということですし、牛乳は半強制的に毎日出されます。

日本の伝統食に見合ったメニューに、パンや牛乳はそぐわないものです。伝統食に見合うものであれば、毎日米飯にすべきです。食材も、冷凍食品や輸入ものではなく、国産の旬の食材や地元の食材を上手に使うことによって、地域の活性化にもなり、本当の食育となります。さらに、パンや牛乳によるアレルギーや異常行動の問題（後述）もなく、望ましい食習慣が養われるのではないでしょうか。実際に、いち早く米飯給食に取り組み、食の問題を見直している学校では、さまざまなよい結果（健康状態や成績、生活態度など）が出ていることは、序章で紹介したとおりです。

学校給食については、地域ぐるみ学校ぐるみでこれらの問題を話し合い、家庭での食習慣への影響を考慮していただきたいものです。

5　一五歳からの食事―身体の基盤をつくる

人間は一五歳頃になってようやく全身の器官や免疫が完成していきます。ここからは大人と同じ食事にしてよいでしょう。この時期は肉体やホルモンバランスが大きく変化するときですから、不安や悩みをかかえる子どもも少なくありません。しかし、「食べ物が心身の健康をつくる」ということをしっかり教え、生涯にわたる健康のための基礎知識を学んでもらうことが大切です。

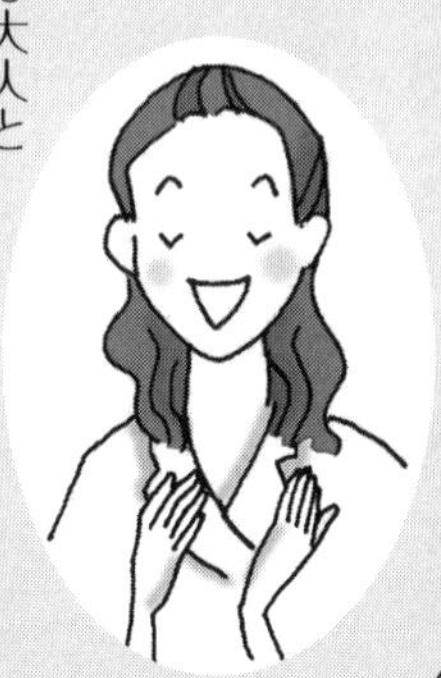

スポーツする子には一日五食もOK

一五歳頃になるとようやく免疫力も大人並みになります。腸の成長、エネルギーのつくり方も大人にほぼ近づきます。したがって、一五歳以降はほぼ大人と同じ食事内容でよいでしょう。

ただ、思春期は身体の変化が著しいときで、いろいろな活動をしますから、運動量などをみながらエネルギー源を補充してあげないといけません。部活やスポーツクラブで毎日運動する子どもには、一日三食ではなく五食くらい必要な場合もあります。

部活で頑張っている高校生は、朝ご飯をしっかり食べても昼までもたず、二時間目や三時間目の休み時間に早弁し、昼もおにぎりやパンを食べ、部活が終わってから夕飯までの間にラーメンを食べたりする……したがって、夕食を含めると五食というのも、身体が欲しているからなのです。

また一五歳前後は、女性と男性では成長のスピードが違います。身長の伸びが止まるまでは、まだまだエネルギーを要します。そして、環境的にも、自分で自由に食べ物が買えるようになるときなので、友人との付き合いや学校帰りのコンビニなど、自制が難しい年頃でもあります。女の子であれば体型を気にし過ぎて拒食症になってしまったり、お菓子の食べ過ぎでご飯を食べず、カロリーは足りても必要な栄養（ビタミンやミネラルなど）が摂れない栄養失調で、肥満になってしまったりする場合もあります。

この身体の基盤をつくる年代に、食事の大切さをしっかりと伝える、健康で美しい身体のことを伝える、正しいダイエット方法を伝える、ということがとても大切だと思います。今のように、コンビニ、ファストフードが街中にあふれ、加工食品、添加物たっぷり食品、スイーツを毎日のように食べ続けていると、それだけで病気になってしまう、ということを伝えなくてはなりません。とくに子どもと毎日接する親や教師が、食物のこと、健康のこと、病気のことについて、きちんと教えてほしいものです。

虫歯は万病の元

子ども時代を含めて、大人になってからもずっと悩まされるのが虫歯です。通常は歯医者さんのテリトリーですが、歯や舌、口腔内というのは消化道の入り口であり、それゆえ「歯は臓器」ともいわれているのです。今のように、歯科と医科が別々になっていることのほうが不自然かもしれません。

虫歯は、口腔内の細菌が糖質を分解してつくられた酸によって、歯質が脱灰されて起こる欠損のことをいいます。虫歯の原因のひとつは「プラーク」（歯垢《しこう》）です。プラークは食べカスではありません。細菌の塊《かたまり》なのです。ただ、プラークがあるだけでは虫歯にはなりません。砂糖や酸化した食物を摂ると、口腔内のｐＨが変わったり、歯の血流が変わったりします。口のなかはだいたいｐＨが六・七～六・八くらいの中性ですが、これが低くなってくると（酸性になると）、歯のなかのミネラルが溶け出してくるのです。こういった口腔内の環境の変化によって虫歯ができやすくなります。さらに、一度できた虫歯はエナメル質表面でもかなり深いところまで浸透していきます。

虫歯は削ればいいというものではありません。食生活を見直せば、ミネラルが豊富な唾液が耳下腺から分泌されて再石灰化が起こり、削って治療しなくても虫歯の進行は止まります。逆に食生活が悪ければ、いくら治療しても進行は止まりません。

幼少期から甘いもの、精白したもの、消化できないもの、プラークとpHの変化の原因となるものをたくさん摂っていると、乳歯のときから虫歯になり、それが大人の歯（永久歯）にも影響し、その治療で銀歯が埋め込まれ、将来の大病へとつながってしまうのです。

ノンメタル（セラミックなどの非金属）に変えたら病気が治った、歯の治療をしていて感染していた歯を抜いたら病気が治ったという人たちがいるのも、虫歯が病気に影響している証拠です。

虫歯は他の臓器にも大きな影響を与えます。

成人の難治性疾患（神経疾患、関節リウマチなどの膠原病《こうげんびょう》、腎臓や肝臓、心臓などの内臓疾患、原因不明の疼痛、難治性の不定愁訴）を患っている人、あるいは感染症が重症化している人に、口腔内環境の悪い人がとても多いようです。また、アマルガムを使用しているために起こる水銀の問題、虫歯の治療に違う金属が使われている場合に起こる電位差による症状、根管療法で金属が埋め込まれている場合はもっとひどく症状が出るようです。

このような金属による害に加えて、じつは隠された感染があります。口腔内にある菌は、免疫が下がると活性化し、各臓器に回ります。そのことによる全身臓器への影響、たとえば、歯周病からの心内膜炎、扁桃腺炎《へんとうせんえん》からの腎炎は医学界では広く知られていますが、扁桃腺炎以外にも、歯肉炎などの歯周病や虫歯の根管治療後の潜在性の感染が、妊娠・出産後の免疫の低下後に発症する自己免疫疾患に関連していることがあります。

熱が出たり、腫れたりしないけれども、「これが口腔内のバイキンによるもの、感染症だよ」とわからない炎症が全身の病気と関連してくることがあるので、日常的に炎症を起こしにくい身体をつくることが大切になってくるのです。それ以外にも、噛み合わせの問題や埋めた重金属の問題（銀歯など）によっても前述した身体の不調や、心の不調をもたらすのです。

生活習慣病は一五歳までにつくられている

生活習慣病は大人のことと思われがちです。しかし、これまで述べてきたように、子ども時代の食生活が大きく影響しているのです。

「家庭の味」「おふくろの味」で育った子どもは、その味覚は生涯にわたって記憶されていきます。その大事な「味」がファストフードだったり、コンビニ食だったとしたら、これらの食品を「旨いもの」「懐かしいもの」として、何の違和感なく食べ続けていくことになります。

そのことによって、どのような結果が待っているか、詳しくは次章で述べますが、大人の生活習慣病といわれるものの根本原因は一五歳までにあるといってもよいでしょう。もし、子どもも時代が悪い食習慣であるなら、一五歳からでも間に合いますから、この時期にしっかりと、食と健康、病気について教え、よい食習慣になるよう親子で学び、努力することが重要です。子どもが将来にわたって健康でいられるように考えて行動することは、親の責任でもあります。

第2章

こんな子どもの病気の原因に食べ物があった！

1-1 異常な行動をする子どもたち
——ある種の食べ物や薬が「発達障害」の子を増やす

今までにない勢いで発達障害やアレルギー疾患が増えています。ところが、いまだにはっきりした原因や治療法は確立されていません。お医者さんのいうとおりしているのによくならない、一向に改善しない子どももいます。薬だけ増えて不安な人もいます。しかし、そこにはあまり知られていない原因があるのです。

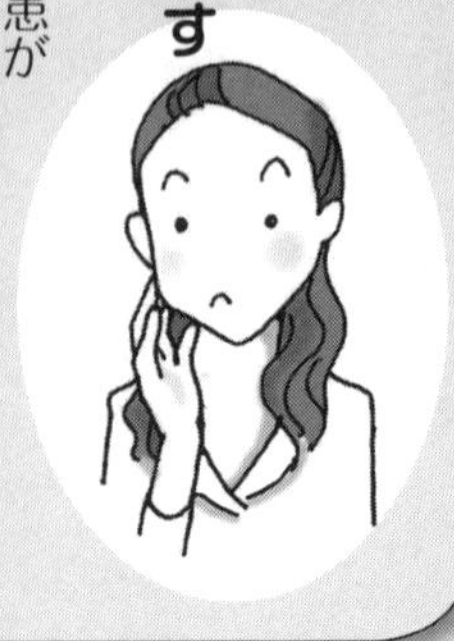

三週間以上の食養生でＡＤＨＤの症状が改善

子どもは、じっとしていないものです。多くの場合は子どもだからなのですが、でも、異常に落ち着きのない子どもをみることはありませんか？

話しかけても目を合わさない、言葉をなかなかしゃべってくれない、話しても単語だけで、二語や文にならない、自分が何かをやっているときに、そばから「じゃあご飯食べようか」とか「それをやめてこれをしよう」というと、「ギャー」という奇声をあげて、今やっていることをやめたがらない、何かに異常にこだわる、夜寝ないでずっと泣いている、友達と遊ばない、すわって授業が聞けない、などなど。今、このような行動障害（状況にそぐわない不適切な行動）がみられる子どもたちが増えています。

これらは、全般的に発達障害といわれています。このなかには自閉症スペクトラム、学習障害、注意欠如・多動性障害（ＡＤＨＤ）などが含まれています。

福岡市の統計ですが、発達障害と診断された子どもは、平成元年（一九八九年）では三三人だったのに対して平成二三年（二〇一一年）では六四七人にも上ります。じつに二〇倍です。しかし、これは診断を受けた子どもだけで、気がついていないケースや、病院へ行っていないケースも含めると、どこまで実態が把握《はあく》できているかわかりません。

この急激な増加の原因は何でしょうか？

ＡＤＨＤという病名が世間に知れわたり、小児科や精神科の医師の間で認知度が上がったことによって、ＡＤＨＤと診断されることが増えたということも一因としてありますが、それだけでは説明がつかない勢いです。

一般的には原因は不明とされています。そして、精神障害のひとつとされてしまい、治療として安易に薬が使われているという事実があります。保険適用となっている薬はリタリンやストラテラなどで、作用機序が覚醒剤と同様の向精神薬であることから、その副作用で一生苦しめられることになりかねないのです。

向精神薬は一般的に依存性が強く、やめるときに離脱症状が出るために反動的に症状が強くなり、一見病気が悪化したととらえられ、さらに不要な薬が上乗せされるという悪循環に陥ってしまいます。また、リスパダールという、もともと少なくなっているセロトニン（精神の落ち着きや満足感をもたらすホルモン）を減少させる薬によって、症状がさらに悪化し人格が変わってしまっている場合もあります。

このようなことから、薬を使いたくなくて、一生懸命、認知行動療法や心理療法を続けていたものの、あまり成果がみられず、親子ともにくたくたになっているという現実が多々みられます。

本当に原因がわからず治療方法はないのでしょうか？

オランダのペルジャー（Lidy M Pelsser）医師の研究では、ＡＤＨＤと診断された六二％の子どもたちが、三週間以上の食養生で症状が著しく改善したという報告がなされています。また、ＡＤＨＤが西洋式の食事に関連していると結論付けている報告もあります。医療関係の雑誌をオンラインで調べるサイト〈medline〉で、「ADHD」と「食事療法」と入力すると、何百もの論文が表示されます。

発達障害の子どもにみられる共通点

異常行動を起こす子どもたちには、たくさんの共通点がみられます。

〈共通の症状〉

眠れない、寝つきが悪い、途中で眼を覚ます
疲れやすい、同じ姿勢を保つことが難しい、ゴロゴロする
おもらし
チック
頭痛・筋肉痛
吐き気、便秘、下痢などの消化器の症状
じんましん、喘息《ぜんそく》、アトピー性皮膚炎などのアレルギー疾患
中耳炎などを繰り返すなどの感染症

イライラ感、不安感
多動、注意力散漫
視力の低下
コミュニケーションの困難さ
キレやすい　など

これらの症状がある子どもは、便宜上、いくつかに分類されます。

- **自閉症**（①対人的相互関係の障害、②言語発達の異常、③反復常同時もしくは執着的行動。これらが三歳未満でみられる）
- **自閉症スペクトラム**（①②③の条件を満たさないもの。たとえば三歳を超えて発症、言葉や知能の発達は良好でもコミュニケーション能力の異常をみせるアスペルガー症候群）
- **学習障害**（字が読めない、計算ができない、など特定の部分だけが苦手）
- **ADHD**（多動、不注意、衝動性を認める）

などと分けていますが、これはあくまでも診断名をつけるためのもので、本質的な状態としては右記のような共通点をみせながら、何らかの行動の異常をともなっているもの、としたほうがわかりやすいかもしれません。

「離乳食にパンをあげてから急に様子がおかしくなった」

原因として、以前は「生まれつきの先天的なもの」と考えられてきましたが、さまざまな研究により、外部からの複数の影響によって発症するということがわかってきました。

そして、それらの症状は、食事を変えることによって改善することも多くみられるようになってきました。生まれつきの問題がひとつもないということではありませんが、この生まれつきの問題ですら、食事等による栄養補助によってサポートできることがわかってきたのです。

原因はひとつ（先天的なもの）だけではないということが次のことからもいえます。

もし、遺伝のみなら、発達障害をもつ子どもで一卵性双生児の場合は、一人が発達障害ならもう一人も一〇〇％発達障害でないとおかしいのですが、実際の統計では六〇％にしかみられません。そのうえ、ほとんどが同じ環境に住んでいるのですから、与えられた食事や環境も同じはずです。その家庭の食生活が悪い場合、たいがいは二人とも食生活が悪いといえます。つまり、その統計で出ている六〇％すらも本当に遺伝が主因かどうかは疑問なのです。

また、自閉症についても、一九九〇年以前までは、およそ自閉症患者の三分の二に、〇歳のうちから「眼が合いにくい」「抱っこをいやがる」などの自閉的な行動がみられていました。

残りの三分の一の子どもは〇歳からではなく、ある程度月齢が経ってからこれらの自閉的な行動がみられていたのです。しかし、一九九〇年以後はこの割合が逆転しました。つまり、「生まれつき自閉傾向」をみせていた子より、「後天的に自閉傾向」を示すようになる子のほうが多くなったのです。

そして、その後天的に症状をみせ始めた子の親たちが、「あるきっかけから」という言葉を口にすることが多いことに、研究者たちは気づきはじめました。

それは、以下のようなことをきっかけにしていることです。

「離乳食にパンを食べさせ始めてから便秘をするようになり、泣きわめく回数が増えた」

「それまで、話す言葉がだんだん増えていたのに、予防接種のあとに高熱を出してから言葉を話さなくなった」

「中耳炎を繰り返すようになって、抗生剤や熱さましの薬をあげることがあり、それから様子がおかしくなった」

「農薬を散布している土地で過ごした後に様子がおかしくなった」

しかもそれは、徐々にではなく、「あるときから急に」なのです。それまでまったく普通に元気にかわいらしい笑顔をみせてくれていたわが子が、急変するのです。それなのに、生まれつきの病気といわれて納得できるでしょうか。そして、昨今の急激な増加の傾向をみると、何らかの環境因子がかかわっていると考えざるをえません。

そこにまた、解決の糸口も見出せるのではないかと思うのです。先天的なものなら納得して受け入れざるをえないけれども、原因が環境因子であれば、その環境因子を取り除く、あるいは環境を変えることで、解決できるかもしれないのです。

食による代謝異常が原因の神経障害

結論からいうと、これらの病態は代謝異常からくる神経の障害だったのです。

代謝とは、ある物質から別のある物質につくり変える過程のことをいいます。私たちは食べ物を食べたあと、それらを消化し、吸収しやすい形に変え、栄養を体内に取り込みます。そして、栄養をそれぞれの場所へ運び、その場所で利用できるものにつくり変えます。そうすることによって、身体の機能や脳の機能を保つことができるのです。

この代謝が何らかの影響でうまくいかない場合、ひとつのものを他へ変えることができなくなり、本来変わるべきものの前の段階のものがどんどん増え続ける、もしくは、本当は身体に有効なものに変えていくはずが、わき道にそれてしまい、有害なものをつくり出してしまう。また、不要物は捨てられるべき過程をとって捨てられるのに、分解されない、もしくは捨てる

代謝のイメージ

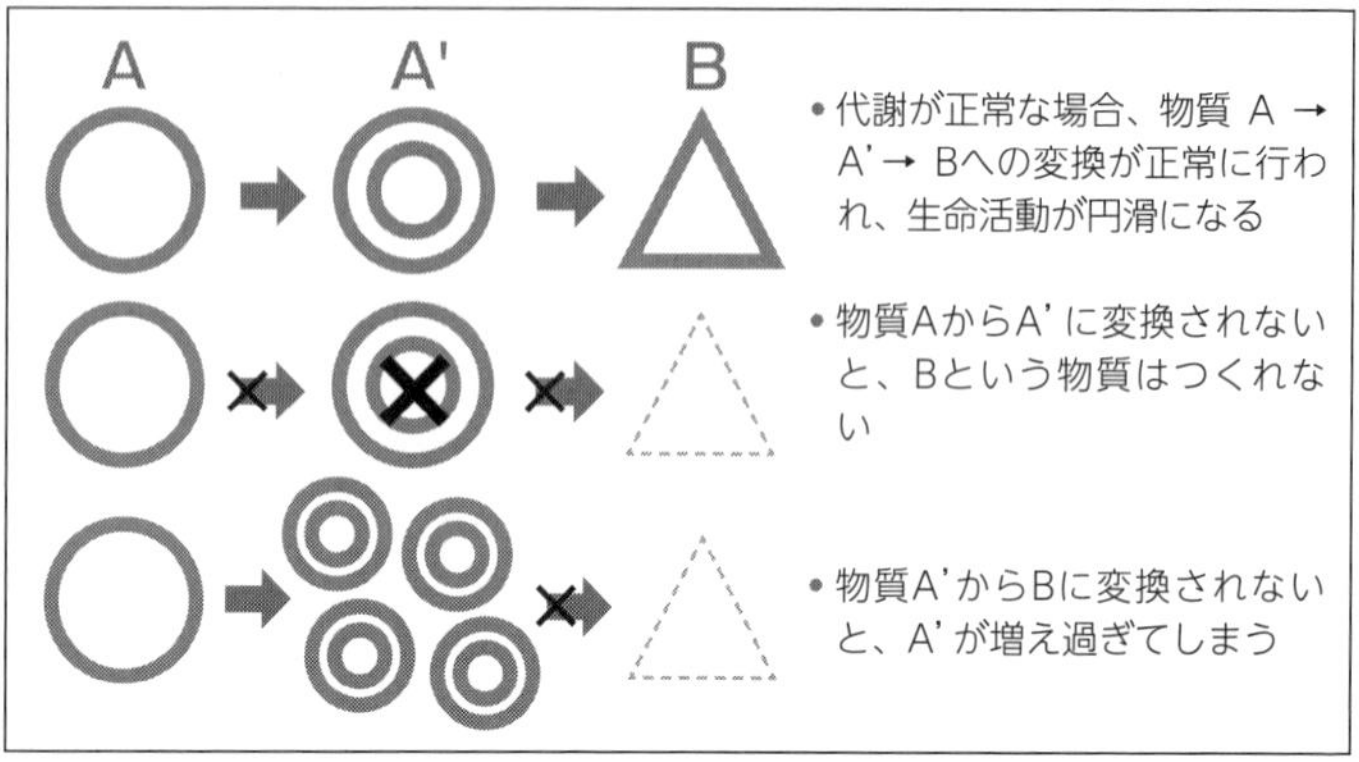
A
A'
B
•代謝が正常な場合、物質 A → A'→ Bへの変換が正常に行われ、生命活動が円滑になる
•物質AからA' に変換されないと、Bという物質はつくれない
•物質A'からBに変換されないと、A' が増え過ぎてしまう

ための道がふさがれるというような状況がつくられてしまう。そのため、神経から神経へ伝えるための物質がつくられない、もしくは、つくられ過ぎて減らない、異常なものになって信号が間違って伝えられる、ということになってしまうのです。

では、これら代謝異常の原因は何でしょうか?

ほとんどは、酵素がうまく働かないことによるものです。酵素についてはあとで詳しく述べますが、「食べ物を消化する酵素」と「身体の代謝にかかわる酵素」があります。

この酵素がうまく働かない原因はじつにさまざまなのですが、次のものが四大要因です。

①砂糖やカフェインの摂り過ぎ(砂糖は酵素を阻害する最大の要因物質です)

②栄養不良(とくにビタミン、ミネラル。これは、食べ物からの吸収が減っているだけではなく、薬などで消耗され過ぎる場合も含みます)

③食べ物に含まれる食品添加物（保存料、着色料、人工甘味料、防腐剤など）
④鉛や水銀などの重金属（大型魚の摂り過ぎや、残留農薬、飲料水などから）

また、その他行動障害にかかわる食べ物として
- 食物アレルギー（よく知られているアレルギーのほかに、遅延型アレルギーなど食べ物にかかわるアレルギーによる腸の透過性亢進）
- 特定の食べ物（主に小麦のグルテンや牛乳のカゼイン）
- 食物線維の不足や炭水化物だけの食事（反応性の低血糖）
- トランス型や酸化した脂肪酸（神経細胞の原材料は脂肪酸であるため、異常細胞になりやすい）

これらが原因で、免疫の異常や腸内細菌の異常が起こります。そのことによって、感染症やアレルギーを引き起こしやすくなり、もともと子どもは扁桃腺の構造などが大人とは違うため、耳管が腫れて詰まりやすいので中耳炎を起こしやすくなります。

食べ物以外にも、室内の化学物質（ビニールクロスや接着剤）、日用品の化学物質（殺虫剤や芳香剤など）が、イライラ、多動、記憶障害や集中力の欠如、神経質になったりする原因となる場合があります。

抗生剤の乱用は子どもの代謝異常を引き起こす

日本の医師は本当によく抗生剤を使います。

軽度の中耳炎は抗生剤を使わなくても治るものも多いのです。オランダでは、中耳炎の三〇%にしか抗生剤を使わないそうです。日本では九〇%以上に抗生剤を投与します。

オランダでの研究で、一五〇〇人の中耳炎の子どもを、抗生剤を使わないグループと使うグループに分けたところ、使わないグループでは六〇%が自然によくなっていました。アメリカ・ピッツバーグ大学の研究では、抗生剤を使ったグループより使わなかったグループのほうが再発率が低かったことを報告しています。

また、日本で抗生剤がよく使われる疾病に風邪がありますが、風邪の原因はウイルスです。抗生剤というのは、細菌を殺す物質です。ウイルスと細菌は違います。したがって、風邪に抗生剤は効きません。それなのに、風邪を引いたときに病院で出された薬を見ると、ほとんど抗生剤が入っています。

このような抗生剤の乱用によって、未熟な子どもの腸内はどうなるでしょうか?

腸の異常の原因になるのです。いったん、すべての細菌が激減します。腸内細菌の善玉菌が減ってしまい、酵母菌（カビ）や悪玉菌が増殖してしまいます。さらに、甘いものや消化できないものばかりを食べていると、それらの悪玉菌が爆発的に増えてしまうのです。

このように酵母菌や悪玉菌が増えることによって、腸内でつくられるはずのビタミンやミネラルや酵素がつくられなくなったり、異常な物質が増えたりする代謝異常が引き起こされます。また、破傷風様トキソイド（毒素）が悪玉菌でつくられることもあり、神経毒性との関連も指摘されています。

抗生剤は腸内の善玉菌を殺してしまう

最近の産院では、出産後の母親に抗生剤を飲ませることが多くなっています（出産時の膣の損傷などに対して）。帝王切開の場合はさらに長期間服用させます。

そもそも、母親が正しい食生活をしていない場合、母親の腸の状態が悪いことが多く、これは母親の産道を通じて胎児の腸内環境にも問題が生じてきます。

世の中のあらゆる場所で殺菌、抗菌といって、「除菌」「殺菌」と称した抗生剤や殺菌剤が使われています。畜産では、密集した場所で家畜を飼うことで感染を広めないように、エサに抗生剤を使っていることが多いため、抗生剤への耐性（抗生剤が効かない）菌が増えています。

病院の院内感染も同じです。

日本は抗生剤を乱用し過ぎています。

小さい子どもはアデノイドといわれる扁桃が大きくなり、口腔内と耳をつなぐ耳管がふさがれやすくなり、さらにアレルギーをもっていると、もともと細い管が腫れて狭くなります。そうした耳では通常の排液機能を失うので、菌が繁殖しやすくなり、中耳炎を起こしやすくなります。そうすると、日本の医師の九〇％以上が抗生剤を処方します。口から抗生剤を甘いシロップとともに飲ませます。口から入ると発達段階の腸内細菌叢の善玉菌まで死んでしまうのです。そして、抗生剤では死なないもともといる酵母菌（抗生剤は細菌を殺すもので、カビ＝酵母菌には効きません）が増えてしまうのです。もしくは、抗生剤が効かなくなった細菌、耐性菌が増えてしまいます。

酵母菌の怖いところは、糸が伸びるように成長していくことです。そのとき、ツタが壁にはりつくように、酵母菌から消化酵素が分泌されて腸の内膜を破壊しながら着床していくのです。そのため、セクレチンなどのホルモンが異常に分泌されます。また、酵母菌から分泌される消化酵素は、粘液にたくさん含まれていて、本来腸粘膜を守ってくれるＩｇＡ抗体をも壊してしまう可能性があります。その他、酵母菌がつくりだす有害物質によって、神経障害や免疫異常、酵素の消耗につながります。

隠れた原因があるかもしれない

このような腸の問題だけでなく、いわゆる発達障害と診断された子どものなかには、注意しなければならない重要な疾患が隠れていて、誤診されている場合があります。

たとえば、脳腫瘍などの器質的な疾患は早く発見されなくてはなりません。甲状腺機能低下症や副腎機能不全などは、疲れやすく、機嫌も悪くなりやすくなるという特徴があり、誤診につながりかねません。

ミネラル不足の部類にも入りますが、鉄欠乏などによる貧血などは、やる気や集中力のなさ、イライラを起こします。

これらは食事にも大きく関係し、正しい鉄分の補給や、鉄分を吸収する胃腸を元気にするための治療をすれば改善します。表面的な症状にとらわれて、不必要な間違った治療、たとえば向精神薬などをむやみに投与すべきではないのです。また、聴力や視力に問題がある場合、コミュニケーションがとれないようにみえたり、学力に問題があるようにみえたりする場合もあります。

これらの疾患は、専門の医師が見逃すことはないと思いますので詳しくは触れませんが、発達障害と思われているもののなかに、このような原因が隠れていることがあるのです。

当然、性格も関係あります。

元気で何にでも興味を抱く子は、じっと椅子に座って授業を聞くのが退屈に感じるものです。そして、賢い子や塾で学校授業より先を習っている子どものなかには、もうすでにわかっている内容を繰り返し聞くのはいやだと思う子もいるでしょう。そのような子の態度に医師が過剰に反応して、ＡＤＨＤと診断しそうになることもあるので、きちんとみてあげることも必要でしょう。

また、いじめにあっている子、なかなか悩みを打ち明けることができない子、家庭環境に問題がある子が発達障害と診断されることがありますが、しっかりと寄り添い、その子と真剣に向き合えば、薬も不要で、元気な子にもどる可能性があるのです。

外で遊べず、日光に当たる機会が減り、新鮮な野菜などが手に入りにくい冬は、季節性のうつが増えます。夜遅くまでゲームをしていて寝不足が続けば、授業にも集中できないでしょう。汗をかかないことで重金属の排泄が悪くなったり、自律神経のバランスが崩れることがきっかけで、腸の状態が悪くなったりすることもあるでしょう。これらは生活を見直し、しっかり運動をさせることで改善することが多いのです。元気があり余っている子はしっかり遊ばせれば落ち着くものです。

遺伝子異常＋間違った食生活は発達障害を発症しやすい

しかし、生活改善などで簡単に改善していく場合ばかりではありません。しっかりみてあげて話を聞いてあげても、たくさん遊ばせたり生活を見直しても効果がみられないこともあります。逆に、お菓子をたくさん食べたり、食生活が悪くても、ワクチンを打っても、芳香剤の強いものを家に置いていても、とくに異常行動を起こさない子どもも大勢います。

この違いは何でしょう？

先天的に遺伝子異常をもっている子どもがいるということです。

とくに注目されているのがＭＴＨＦＲ（メチレンテトラヒドロ葉酸還元酵素）やＣＯＭＴ（カテコール０メチルトランスフェラーゼ）といわれる酵素に関係する遺伝子の異常です。これらの遺伝子に問題があると、微量な化学物質や重金属が体外排泄できず神経毒となり、また腸内の酵母菌の増殖などが発達障害の原因になることがわかってきました。

つまり、何らかの遺伝子の脆弱さをもつ子どもに間違った食生活を送らせると、異常行動などの発達障害が発症してしまうということです。

腸の状態が悪い子にはワクチンは危険

一度中耳炎になって抗生剤を使うと繰り返し感染症を起こしやすい身体になり、また繰り返し抗生剤を使うという悪循環を引き起こしてしまいます。

アメリカのロバーツ（Roberts）医師らは、中耳炎と発達障害の関係について調査されていますし、カナダの研究では耳の感染症が流行したときに自閉症の発症率が高くなることや、もともと自閉症だった子どもの症状が悪化すると報告されています。

中耳炎は連鎖球菌が感染源となることがありますが、連鎖球菌により脳幹神経節を攻撃する抗体がつくられることがあります。連鎖球菌は炎症を引き起こすサイトカインや毒素をつくるために抗体ができやすく、全身に炎症を引き起こしやすいのです。

また、連鎖球菌は、ビタミンB_3といわれるナイアシンを枯渇させるため、セロトニンやドーパミン（やる気や学習などに関係する神経伝達物質）の産生を減少させるほか、鼻や耳に常在菌として棲《す》みついて腸にも感染し、腸のバリア機能のさらなる低下を引き起こします。

この連鎖球菌に対して抗生剤を繰り返し使うことによって、ビタミンKが枯渇し、グルタチオン（活性酸素を除去してくれたり、さまざまな毒物・薬物・伝達物質などを細胞外に排出してくれる人体にとってとても重要な物質）がつくられなくなってしまうのです。

正常に育っていた子どもが、生ワクチンの接種を受けてから急に発育が遅れたということが、発達障害をもつ子の多くの親から報告されています。

腸の環境の悪い子どもにワクチンを接種することは、ワクチンのウイルスが入ることにより腸に炎症を引き起こすこと、破傷風ワクチンでは毒素が腸管壁に損傷を与えることや慢性のウイルス感染を引き起こし、全身の炎症を引き起こしてしまう危険をともなうわけです。

ウイルス以外に、ワクチンには保存料として使用されている水銀やグルタミン酸の問題がありますが、これらについては後述したいと思います。

このように、腸の健康を失うことが発達障害を起こす引き金になりかねないのです。とくに未熟な子どもの腸には、消化できないものや抗生剤などを安易に与えないことです。

抗生剤を使用しなくても、自然経過で治るもの、患部を冷やしたり安静にして改善するものもあり、また、漢方やホメオパシー（類似の症状を示す物質を極めて薄めて投与し、悪影響を及ぼさず、自然治癒力に働きかける療法）で症状が軽減される例も多く、代替医療などの組み合わせで抗生剤の使用を避けることも可能なのです。

腸の壁から異物を身体に入れてしまう「リーキーガット症候群」

腸には、栄養を吸収するという大事な役目があります。腸は、なるべくたくさんの栄養を吸収するために、絨毛《じゅうもう》といわれるように面積を精一杯多くするような形になっています。

その絨毛には上皮細胞が敷きつめられていてお互いに結合し、必要なものは通すが、ある一定の大きさのものは通さない篩《ふるい》構造になっています。

また、腸には免疫をつかさどる細胞もたくさん存在し、じつに全身の八〇%のリンパ球が腸に集まっているといわれています。

そして、この上皮細胞の物理的な篩に加え、腸内細菌叢が物理的にも、また細菌の分解酵素などによっても異物の侵入を防ぎ、より吸収しやすいように分解してくれたり、必要なものをつくってくれています（ビタミンやホルモン、酵素など）。

さらに腸内には分泌細胞も存在し、粘液の組成物質であるムチンやＩｇＡ抗体、消化酵素などが分泌されて消化を助けてくれたり、異物の侵入を防いでくれたりしています。

しかし、自然界では消化できない物質（加工品や添加物、電子レンジの使用によって自然界にはない物質に変性されたもの、トランス脂肪酸など）が大量に腸のなかに入ってくると、それらが完全に消化されず未消化なままで存在することで、悪玉菌が棲みやすい環境にしてしまうのです。これらが原因となってたくさんの代謝産物ができ、炎症の引き金となります。

前述した抗生剤の乱用やカビの繁殖、慢性ウイルスへの感染、異常な抗体の産生などにより腸に炎症が起こり、上皮細胞の物理的な結合が緩んできたり、粘液などの防御機能が低下することによって、直接異物の攻撃を受けるなどして腸粘膜の篩の穴が大きくなり、体内に通すべきでないものを通してしまう「リーキーガット症候群」を引き起こしてしまうのです。

さらに、体内に入れるべきでない異物に免疫細胞が集まってきて、その異物に対する抗体をつくってしまいます。それが、全身を攻撃するＩｇＧ抗体などです。それによって、神経細胞や脳が攻撃されてしまうのです。これが「遅延型アレルギー」といわれる病態になります。これが子どもの異常行動やうつと関連していることがわかり注目されていますが、このアレルギーに関しては第3章で詳しく解説します。

小麦と乳製品をやめると行動異常の症状が治まるのはなぜか

多くの調査研究から、自閉症児の尿のなかに、牛乳のカゼインと麦のグルテンから不完全に分解されたペプチド（タンパクが分解されアミノ酸が連なったもの）が多くみられることがわかっています。そして、食事から小麦と乳製品を除くことで、落ち着きがない行動や奇声を上げる行為など全体的な症状が治まったという報告もあります。

グルテンを消化できないために起こる下痢や発育遅滞、関節炎やてんかんなどを引き起こすセリアック病といわれる疾患があります。この病気は、麦に対する抗体（筋内膜抗体）がつくられ、組織トランスグルタミナーゼという酵素の障害が起こるため、ダメージを受けた腸内粘膜を修復することができないのです。そのためセクレチンなどのホルモンを分泌できず、食べ物の吸収がさらに悪くなり栄養失調となります。

この病気はグルテンを除去することで正常な発育が望めますが、自閉症の場合はセリアック病とは機序が違います。

セリアック病の子どもは麦に対する抗体のみをもつのですが、自閉症の子どもは牛乳にも抗体をもつことが多いのです。これらを分解する酵素が異常になっている可能性が高いと考えられます。この酵素は、「ジペプチジルペプチダーゼⅣ＝ＤＤＰⅣ」といわれるものです（小児には使用されませんが、この酵素の阻害剤が糖尿病の薬として使われています。血糖を上げるホルモンを分解することで血糖を上げないという機序ですが、同時に他の分解されるべきタンパクが分解されないと、思わぬ副作用が出る可能性があります）。

脳に悪影響を与える小麦のグルテンと牛乳のカゼイン

小麦のグルテンから不完全に分解されたペプチドを「グリアドルフィン」、牛乳のカゼインからのものを「カソモルフィン」といいますが、これらのペプチドが、脳内でモルヒネ様に作用して「オピオイド受容体」と反応するのです。

これらのペプチドを分解してくれるのがＤＤＰⅣなのですが、この活性がもともと低い子どもやゼラチン、重金属などの酵素を阻害する物質（もちろん砂糖や化学物質なども酵素活性を下げます）を摂ることによって、さらにこれらのペプチドを脳に届けやすくしてしまうのです。

そして、ペプチドは脳内の言語や聴覚統合の働きをつかさどる側頭葉で作用します。

このグルテンやカゼインを腸内に届けるのに一役買っているのがリーキーガット症候群です。本来グルテンやカゼインは腸の上皮細胞を通ることができないくらい大きな分子なのですが、全身の炎症、腸内細菌の異常によってこれらを通してしまい、さらに脳内にモルヒネ様物質を届けることになります。

そして、小麦の成分グリアジンはさらにゾヌリンという腸の透過性を上げる物質を分泌しますので、小麦自体によってもリーキーガット症候群は起こりえます。さらに、モルヒネ様物質を体内、脳内へ届けてしまうのです。

そうなると今度は中毒が引き起こされ、さらに食べ続けてしまいます。中毒は、モルヒネ様物質がもたらす多幸感と禁断症状によって起こります。パンを食べると幸せな気分になったりする――それが多幸感です。そして異常な食欲亢進が起こります。中毒は精神的な不安定さや多動、自閉行動や統合失調症の一部の症状を悪化させます。

小麦のグルテンについては、セリアック病など関係がはっきりしている疾患以外に、Ⅰ型糖尿病（ＧＡＤ抗体をつくります）、リウマチやＳＬＥといわれる膠原病、橋本病や潰瘍性大腸炎、湿疹などの全身の病気との関連が取り沙汰されています。

このように小麦が原因の疾患が多いことを考えると、小麦食品の摂取を控えるだけでも、日本の子どもたちの健康状態は大きく変わるでしょう。しかし、現実には、パン、パンケーキ、ピザにパスタ、うどんにクッキー、ケーキにお菓子、すべてに小麦が使われ、日本人は完全に小麦中毒に陥っています。

牛乳はまったく「健康食」ではない

牛乳のカゼインについて述べますが、じつは人間の母乳中にもカゼインが含まれています。

しかし、牛乳のカゼインはα（アルファ）型で、母乳のそれはβ（ベータ）型です。α型とβ型では消化するための酵素が違い、人間は牛乳のカゼインを消化することができません。

α型カゼインは前述のようにモルヒネ様物質をつくる以外にも、さまざまな害が報告されています。胃液と反応し、カードといわれる乳餅をつくり、粘着力の強いタンパク質となります。これによって栄養の吸収を妨げます。それによる貧血（鉄吸収不足）、ビタミン、ミネラルの吸収不足による食べ過ぎ、肥満、疲労感や無気力感を生じさせます。

α型カゼインは消化されにくくアレルゲンとなりやすいため、後述する遅延型アレルギーや全身の炎症、さらには前述した中耳炎を起こしやすく、頭痛や関節リウマチの原因となったりするのです。

牛乳のカルシウムは、このα型カゼインと結合しているためイオン化していないので、吸収されにくくなっています。また、牛乳のほとんどが加熱滅菌して出荷されますが、加熱するとカルシウムがリン酸カルシウム塩に変化し、身体はそれを使えなくなってしまいます。

さらに、牛乳を飲むとタンパク質をたくさん摂ることになり、腸のなかに窒素残留物が増え、これが腸から吸収され肝臓に入り、肝臓で代謝され、尿中に排泄されます。この窒素残留物によって酸性化した血液をアルカリ性にするためにカルシウムが必要となり、そのカルシウムは骨から使われるのです。

牛乳には確かにカルシウムは多く含まれるのですが、有効に使われず、牛乳を飲むとかえって体内のカルシウムが排泄されてしまうことになるのです。

また牛乳には乳糖が含まれますが、二歳以降は乳糖を分解するラクターゼの分泌がぐんと減りますので、ほとんどの人が牛乳を飲むと下痢をするなどの症状が出る乳糖不耐症であると考えていいでしょう。ただ、日本人は腸が長く便秘症が多いので、気づかない人もいるのです。

このように、牛乳はまったく健康食ではありません。

現にアメリカでは、乳製品の消費量はこの三〇年で約半分に減っているのです。一方、余った乳製品を日本に買わせるためにあらゆる手段を使っています。宣伝で「牛乳は身体にいい」とうたい、間違った育児書を訂正する知らせは一切しない、給食には必ず牛乳を出す。こうして日本人の頭のなかに、牛乳が身体に必要なものであるという間違った常識を植えつけてしまっているのです。

脳の働きを低下させるビタミン、ミネラル不足

酵素が活動するときに欠かせないパートナーとして補因子（補酵素・補助因子）があります。酵素は主にタンパク質でできていますが、補因子はタンパク以外でできています。補酵素は主

に水溶性のビタミン群（ビタミンBやC）、補助因子はミネラル（鉄、カルシウム、マグネシウム、亜鉛など）や電解質でできています。

酵素がうまく働かないと代謝に障害が起こることは、これまでも指摘してきました。私たちの脳・神経の仕組みにも酵素が大きく影響しているのです。うつ病や統合失調症には母親のストレスや感染、低栄養がかかわっていることがいくつかの過去の出来事で証明されています。たとえば、一九四四年から一〇年間、オランダで冬の大飢饉《ききん》が続き、そのときに統合失調症の発症率が高まったという記録が残っていますし、一九五一年から一〇年間、中国でも大飢饉が起こっており、そのときに精神疾患が増えたという報告があります。母親の栄養不足、子どもの栄養不足、つまり、食事が大きく関係していることは間違いないでしょう。

脳でつくられた情報は神経細胞によって各部位へ伝わります。情報を伝達するときに必要な物質はアミノ酸からできています。酵素の補助因子としてこのアミノ酸を活性化させるミネラルは、マグネシウムと亜鉛です。

神経間の伝達や伝達物質の産生を行うには、エネルギーが不可欠です。実際、私たちが食物によって摂ったエネルギーの二〇％が脳で使われているといわれています。したがって、脳で使うためのエネルギーが不足すると、脳の働きが低下するのは当然なのです。そのエネルギーをつくるために、ビタミンB群が補酵素としてとても大切な役目を果たしています。

脳のエネルギーはブドウ糖だから、甘いものをたくさん食べると頭の回転がよくなるという説がありました。当然、ブドウ糖も大切なエネルギー源です。しかし、このエネルギー源を効率よく働かせ、神経細胞を活性化させるためには、ビタミンB群が不可欠なのです。脳内の神経伝達物質であるＧＡＢＡ（ガンマアミノ酪酸）のコントロールにはビタミンB_6が必要になります。このビタミンB群は水溶性で、血液に溶け込み、尿と一緒にすぐ体外に排泄されるので、絶えず補給してあげないといけません。

ところが重金属は、これら補因子の働きも抑制します。健康な腸であれば、不消化物が多少入ってきても、少量の重金属が入ってきても問題はありません。しかし不健康な食生活や抗生剤の乱用によって腸内環境が悪化し、酵母菌や悪玉菌が増えていたり、水銀をため込む性質がある遺伝子異常をもっている子どもの場合は、酵素や補因子が働きにくくなるため、タンパク質がしっかり分解されず、窒素残留物を腸内に発生させ、さらに腸内環境を悪化させるのです。

重金属や食生活の影響を受けているビタミンとミネラル

ビタミンやミネラルは、身体にとって重要な物質ですが、重金属によって働きが阻害されます。また、食べ物や食生活のアンバランスがビタミン不足やミネラル不足をもたらしています。

たとえば、加工食品（に含まれる各種食品添加物）、ジャンクフードやファストフード、甘いジュース類（清涼飲料水）などを多く摂る食習慣が、カロリーや三大栄養素（炭水化物・タンパク質・脂質）は十分に足りているのに、酵素やビタミン、ミネラル、食物線維は不足しているという状態を招いているのです。

食生活に気をつけている家庭でもこのような不足が起こりえます。

本来、日本食には、海藻、根菜類、葉野菜、雑穀、梅干や漬物などが豊富でした。西洋人に比べて腸の長い日本人には、排便を促すために、線維質が多くミネラルが豊富な食物が必要なのです。

そのため、旬の食物を大切にし、ビタミンが不足する時期には漬物を保存してあったり、貝やウナギなど季節性のものは、その時期（ビタミンが不足しやすい時期）に摂取するなどの食習慣での工夫がありました。

さらに、腸での吸収をよくし、腸を丈夫にしてくれるみそやしょうゆ、みりんやぬか漬け、床漬けや浅漬け、納豆や麹を使った料理など、豊かな発酵食品の文化がありました。梅干など、アルカリ性でミネラル豊富な保存食もたくさんありました。「長寿国日本」の源はここにあったといっても過言ではありません。

ミネラル分が減少している日本の野菜

このように、私たちはこれまでビタミンやミネラルを食物から摂取してきました。ところが、食生活が大きく変化してきたために、野菜などを食べる量自体も減ってきています。

アメリカでは、食生活による健康問題が注目されるようになってきており、この二〇年で野菜の摂取量が徐々に増えてきていますが、日本では徐々に減ってきています。もともと日本人のほうが圧倒的に多かった野菜の摂取量が、一九九五年にはアメリカ人が一日に摂る野菜の量は日本人が取る量より増えて逆転してしまいました。

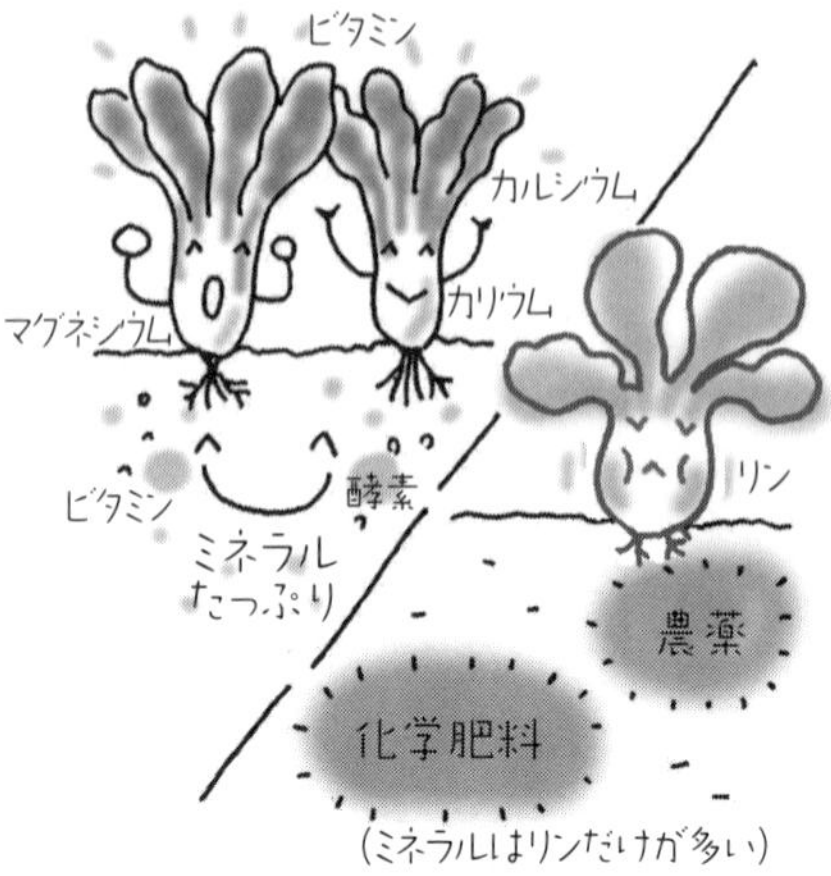

さらに、野菜自体のミネラル分も減少してきています。もともと野菜のミネラルはその土地からもらうものです。野菜に含まれているミネラルの成分は、その土地のミネラル成分です。しかし、日本の土地そのものがやせてきています。

ミネラルの供給源であった農地には、農薬や化学肥料が大量にまかれてきました。今世界でいちばん農薬を使っている国のひとつは日本です。化学肥料といわれるものに入っている栄養素は窒素とリンだけで、他のミネラルはほとんど入っていません。

逆に水銀やヒ素などの重金属を含む農薬が使われており、栄養の吸収を妨げています。さらに、リンはカルシウムやマグネシウムを吸着してしまう作用もあり、ミネラル不足にさらに拍車をかけます。

そして、野菜をスーパーなどに卸す場合は熟す前に収穫しますから、十分に日光を浴びていないのでビタミンの含まれる量も少ないのです。これらの野菜はほとんどがF１種というもので、もともと日本で種をまいて育てていた野菜とは違います。生産性と、消費者側が形のきれいな野菜を望むことから、見かけはいいのですが水ぶくれした野菜です。その代償として栄養価の低い野菜が出回っているのです。また、遺伝子組み換え作物も多く、以前の日本の野菜とは違うのです。

加工した食品はビタミン、ミネラルが失われている

そうはいっても、国産の採れたての旬の食材を自宅で調理して食べていれば、それなりにビ

タミン、ミネラルは補えます。買ってきた野菜を家でそのまま料理するのであれば、野菜が採れた土地のミネラル分の低下と日光不足によるビタミンの低下程度ですみます。

しかし、ビタミン、ミネラルの不足は、調理の仕方や、食べ方にも問題があります。

最近では料理の手間を省くため、また軟らかく煮るために、冷凍野菜や、ある程度加工してある食品を使う人が増えてきています。その場合は注意が必要です。冷凍野菜や水煮野菜は、ほとんどの場合野菜を湯通しして、そのまま冷凍、もしくは煮汁をいったん捨てるため、ビタミン、ミネラル不足になります。

加工食品の原材料がどこの国のものかという問題もありますが、ミネラルやビタミンには水に溶ける性質があるので、水に溶けない農薬の問題に加えて、ビタミン、ミネラルが失われているのです。

外食、とくにチェーン店化しているような店は、その店では調理せずに、センターキッチンと呼ばれる工場で加工された材料を使っています。コンビニ弁当や宅配弁当なども下処理したものを輸送し、店舗や最終調理場で温めたりするだけのものが多いのです。それらの弁当には揚げ物が多いのですが、高熱により食材が変性するだけでなく、トランス脂肪酸の多い油や、精製された油を使うことでさらに、ビタミン、ミネラルが奪われます。

家庭用でも、冷凍野菜や水煮野菜はできるだけ避けましょう。

また、コンビニやスーパーには、すでに切ってある野菜をサラダ用として置いてありますが、これも、売り場に出ているのは収穫してからどのくらい経った野菜かわかりません。見た目の鮮度を保つために次亜塩素酸ソーダで洗い、その臭いを消すため何度も水洗いし、ビタミンやミネラルの大部分が失われ、さらに化学調味料まみれのドレッシングをかけるとかえって不健康になってしまいます。できれば丸ごとの野菜を買いましょう。食べるとき、面倒なら丸かじりでもかまいません。切って処理してあるものはなるべく買わないようにすることです。

市販の「野菜ジュース」を飲んでも健康にはなれない

「一日分の野菜をこれ一本で摂れる」などといって野菜ジュースが売られていますが、これは少しマユツバものです。ジュースは、まず仕入価格が安い野菜を必要としますので、どこの国から仕入れるか、どのような野菜を原材料に使うかは想像できるでしょう。これらのジュースには、土壌汚染と農薬まみれの野菜や果物を皮ごと入れてあるものが多いのです。しかも加熱処理しているので、酵素はまったくありません。これをピューレ状にして最後に水で薄めて「野菜ジュース」と称しているのです（濃縮還元）。まったくもって健康にいい飲み物とはいえません。野菜ジュースを飲むなら、家庭でつくるフレッシュ・ジュースに限ります。

このように、健康によいと思って飲んでいるものも、気づかないうちに微量の栄養素、それも必要な栄養素が不足してしまっているのです。「現代の便利さがもたらした栄養不足」ともいえるでしょう。

サプリメントなんて摂りたくないと思っている人でも、このような栄養不足の状況をみれば、必要な人には必要なものだ、と気がつかれると思います。

ビタミン類は熱に弱く、加工品はもちろん量が少なく、自宅でも加熱した料理ばかりしていると変性したり、煮汁に失われたりします。ビタミンを常に補給することを意識して、なるべくありのまま（生のまま）食べることが大切です。果肉や魚を「生」で食べることで、食品のなかの酵素も利用することができます。

ちなみに、酵素は五二度以上になると活性が急激に失われます。反対に、冷た過ぎても働きません、そのため五〇度洗いなどという方法が流行しましたが、きわめて効率的です。

ビタミンや亜鉛・マグネシウムなどが不足すると、知能の発達が遅れ、多動、自閉症、うつ、不安、自律神経失調症になったり、イライラがつのり、コミュニケーションが苦手な子どもになり、攻撃的になることが研究や調査で証明されています。

さらに、抗てんかん薬や向精神薬、他の薬を飲んでいると極端に消耗するビタミンもありますので、こうしたことなどはきちんと把握しておかなければなりません。

トランス脂肪酸は攻撃的な性格をつくる

私たちの身体は六〇兆個の細胞からできています。それぞれの細胞の膜はタンパク質と脂質で構成されていて、細胞によって割合は異なりますが、神経細胞の細胞膜の脂質の割合は八割とかなり高いものです。また、神経細胞には細胞膜が多く、乾燥重量の七割が脂質です。その原材料は食事に含まれる脂肪酸ですから、質のよいものを摂る必要があります。

胎児はお母さんのお腹のなかで神経細胞をつくりますから、母親が摂る食事の脂肪分の質に気をつけなければならないことはいうまでもありません。

脂質を摂ると油が腸に入り、吸収され、リンパ管に入ります。その質が悪いと、免疫に大きく関与しているリンパに異物とみなされ、身体が異常反応を起こします。

トランス脂肪酸がよく話題になりますが、トランス脂肪酸とは、液体の油を固形にしたショートニングやマーガリンなどに含まれていたり、高温で熱した油が変性してできる脂肪酸であり、自然界にはない脂肪酸です。人の体内酵素では分解できません。

トランス脂肪酸は、ヨーロッパではもう一〇年も前からその使用が規制されています。マーガリンの使用を制限したり、トランス脂肪酸を含む油を販売禁止にしている国もあります。

ニューヨークのマクドナルドでショートニングが使用禁止になったのは、ここ数年前ですし、アメリカ全土で表示の義務化や使用禁止の動きがみられます。このトランス脂肪酸を多く摂る人は、攻撃的な性格やうつになりやすいという報告もあります。

脂肪酸は全身の細胞膜の原材料ですから、トランス脂肪酸は全身の細胞に影響し、がん、動脈硬化、不妊、聴覚障害、免疫障害、糖尿病、月経前症候群などさまざまな障害に関与しているといわれています。

不飽和脂肪酸は体内で活性酸素をつくる

私たちは呼吸をして酸素を吸い、二酸化炭素を吐いています。酸素なしでは数分も生きられませんが、酸素を使うと同時に活性酸素をつくりだします。この活性酸素によって、全身の細胞の酸化が起こります。

鉄を外に置いておくと錆《さ》びますが、酸化とはその現象と同じです。酸化は、しみ、しわ、くすみに始まり、がん、動脈硬化などさまざまな病気を引き起こします。老化はこの酸化によるもので、自然の摂理《せつり》でもあります。

油も酸化します。油には「不飽和脂肪酸」と「飽和脂肪酸」があります。不飽和というのは、別のいい方をすると、酸素とくっつけるスペースがあるということです。

今の外食産業ではサラダ油を多用しています。サラダ油には、リノール酸といわれる「多価不飽和脂肪酸」（たくさん酸素とくっつくことができる）が多く含まれています。そのためとても酸化しやすくなります。空気にさらしておくだけでも酸化するのですが、加熱するとさらに酸化しやすくなります。この酸化した油が身体に入ると、活性酸素の産生をさらに促します。活性酸素は全身の炎症、そして、神経障害も引き起こすのです。

総菜や、お店での揚げ物には、何度も、ともすれば何日も使った油が使用されることが多いので、かなり酸化しているといっていいでしょう。

スナック菓子やファストフードはトランス脂肪酸に加えて、酸化した油を多く含んでいます。インスタントラーメンの麺は低温の油でゆっくり揚げてあり、一杯で三〇g以上の酸化した油を摂ることになります。

動物性脂肪の摂り過ぎはよくありませんが、パン食の人がよくパンに塗って食べるマーガリン（精製した動植物性の油脂を加工してつくられたもの）よりも、まだ牛乳を原料としているバターのほうがましでしょう。バターなど乳製品にアレルギーのある人は、ココナッツオイルなどにしたほうがよいでしょう。

意識してオメガ3系のリノレイン酸を摂る

ＥＰＡ（エイコサペンタエン酸）やＤＨＡ（ドコサヘキサエン酸）は非常に質のいい脂肪酸です。魚の脂などに含まれています。ＥＰＡは血液をさらさらにし、余分なコレステロール（酸化したコレステロール）を減らし、慢性炎症（激しい炎症ではなく、データではつかみにくい炎症）を抑えてくれるため、脂質異常症の治療薬として使われています。慢性炎症である動脈硬化、腎炎、腸の炎症などによるリーキーガット症候群、皮膚炎などを抑える効果も報告されています。

ＥＰＡ、ＤＨＡは神経細胞や他の細胞の膜の構成成分になり、脳の細胞の膜をつくったり、柔らかくして伸ばしたり、神経に指令を送る膜の通過性をよくしたりします。また、神経伝達物質を出したり神経細胞どうしのコンタクトをする「シナプス」と呼ばれる部分を強くしたり、神経細胞の寿命を延ばしたりすることにもかかわっています。

外食産業、家庭を問わず「オメガ6系の脂肪酸」（リノール酸）があふれています。本来ＥＰＡやＤＨＡが多い魚ですら、養殖の場合はエサがリノール酸のため、リノール酸が増えてしまいます。意識して「オメガ3系の脂肪酸」（リノレイン酸）を摂らないと、ＥＰＡやＤＨＡは不足してしまいます。

食事における理想的な脂肪の割合は、動物性脂肪（飽和脂肪酸で酸化しにくい）を1とするとリノール酸1、リノレイン酸1といわれていますが、難しいかもしれませんので、積極的にリノレイン酸を摂るようにしてリノール酸は避けましょう。

ＥＰＡやＤＨＡを含む魚でも、大型のものには重金属の問題もありますので、発達障害の子どもたちに食べさせたくない場合は、亜麻仁油や紫蘇油（これらも不飽和脂肪酸で酸化しやすいので加熱処理は避けてください）を生でドレッシングとして使うことをおすすめします。

油はなるべく少量ずつ購入し、開封したら冷暗所に保存し、早めに使い切りましょう。低温圧縮タイプのものでないと製造中に酸化してしまっているので、このタイプ以外は購入しないようにしましょう。

遺伝子変異によるメチレーションの異常と解毒能力の低下

悪い食事、悪い腸内環境、ワクチン摂取などによって重金属が体内に入っても、すべての子どもが発達障害を起こすわけではありません。また、発達障害が多少あっても、自閉症スペクトラムやＡＤＨＤなどのように、コミュニケーション能力が低下して社会になじめなかったり、同じ行動を繰り返し行ったり、ある一部分のことにしか関心を示さなくなるなどという極端な例ばかりではありません。その違いはどこにあるのでしょうか?

そこには、遺伝子変異がからんでいる場合があります。とくに自閉症などで注目されているのが、メチレーションに必要な酵素にかかわる遺伝子変異です。

メチレーションとは、体中の遺伝子のスイッチを入れたり切ったりすることで、もともっている遺伝子をどう働かせるかを決めます。このメチレーションがうまくできないと、神経伝達物質（セロトニン、ドーパミン、ノルエピネフリン）の量やDNAとRNAの合成が低下して新しい細胞をつくることができなくなります。

また、免疫をつかさどるT細胞やB細胞にも異常をきたしたり、DNAの調整が難しくなるため、ウイルスが体内に入ってもウィルス遺伝子の発現が妨げられないので、少量のウイルス（たとえば生ワクチン程度）にも感染して、それが長引いて慢性感染化することがあります。さらに、神経細胞の修復ができなかったり、神経細胞どうしのやりとりがスムーズにできなくなるなどの障害が起こります。

とくに、メチレーションにかかわり発達障害に関連しているとされるのは、MTHFR（メチレンテトラヒドロ葉酸還元酵素）やCOMT（カテコールOメチルトランスフェラーゼ）などの酵素にかかわる遺伝子異常です。この酵素に関連するメチオニン代謝異常により、グルタチオンの産生が低下します。グルタチオンは、酸化ストレスに対して強い抗酸化能力をもち、また、フェノール化合物や水銀などの異物を排出します。グルタチオンの産生が低下すると、酸化ストレスなどによる遺伝子異常に拍車がかかるのです。

つまり、遺伝子異常で代謝障害を起こしやすい子どもの場合、食事の悪さや抗生剤の乱用などが腸内環境を悪化させカンジダ菌や悪玉菌が増加して腸の透過性が上がり、悪玉菌や不消化物による異物がつくられたり、腸から血液中に侵入したりすることによって血液脳関門が壊され、神経に障害を与える物質を脳に通し、神経炎症を引き起こすのです。

これらの炎症や腸の炎症などによって、さらにメチレーションが低下してきます。そして、メチレーション低下によって引き起こされた神経細胞の修復能力の低下や正しく情報が伝わらなくなること、解毒能力の低下、酸化ストレス、化学物質に対する抵抗力の低下などが病態の進行や悪化を招いていたのです。

行動異常は食事で改善できる

では、遺伝子異常だからもうどうしようもないのかというと、まったくそうではありません。弱い部分を補ってあげることで、代謝の改善が望めるのです。今まで述べてきたことにショックを受ける必要はありません。本当の理由がわかったのですから、原因を取り除けば改善して

発達障害の根底にある身体的問題

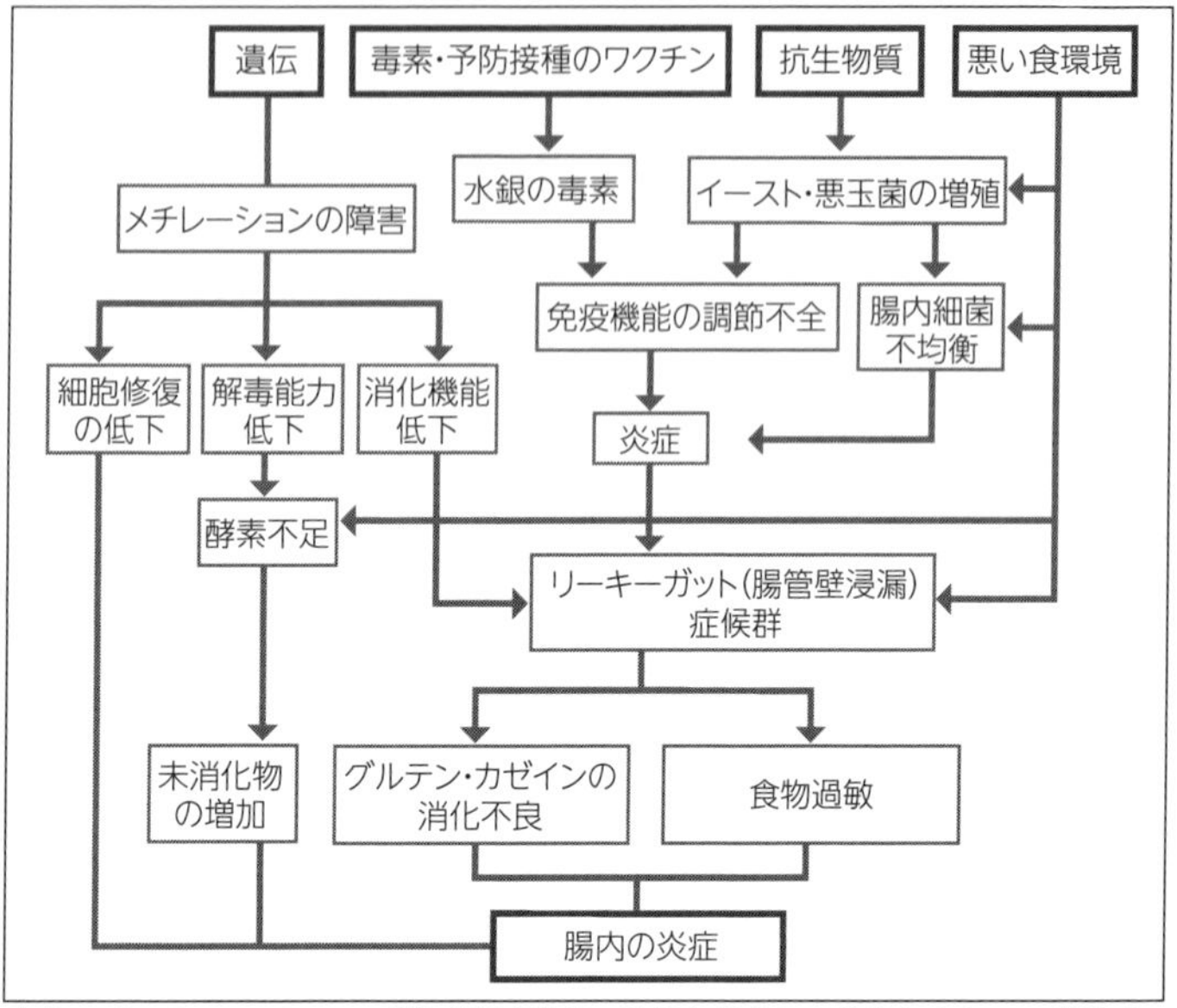

出典：ジュリー・マシューズ著『発達障害の子どもが変わる食事』より、一部改変。

いくということです。

まず、絶対にしなければならないこと、それは、腸の健康を取りもどすことです。そうすれば、腸のなかでのカビ（酵母菌など）や悪玉菌の異常増殖が止まり、腸の透過性亢進の改善と異物の産生の減少、不消化物の減少がみられるようになります。すると体内や脳の中への異物の侵入を防げるので、神経炎症や全身炎症が軽減します。

また、腸内環境の悪化によって少なくなっていた酵素、ビタミンがつくられ始めると、遺伝子異常によって起こっていた代謝障害が改善してきます。

腸の健康を取りもどすためには、食

事の改善が必須です。もちろん病態がひどい子どもや経過の長い子どもにはサプリメントが必要になりますが、食事の改善なしでは意味がありません。症状が軽い子どもや経過が短い子どもは、食事の改善だけで劇的に症状が改善してくる場合があります。

消化できない食べ物は未消化物を増やし、腸がカビや悪玉菌の温床になってしまいます。また、カビの増殖や口腔内の環境の悪化（虫歯など）が起こらないように、砂糖菓子やスナック菓子、ジュースなどを与えないようにして、生の野菜をしっかり与え、食物線維、酵素、ビタミン、ミネラル、抗酸化物質を食事から摂るようにしてください。

野菜中心の食事にして、よく噛んで食べるようにしつけ、血糖を急激に上げない炭水化物（ごはんやさつまいも）、消化しやすいタンパク質（豆製品、魚、肉などバランスを考え、また消化しやすいように、すりおろし野菜やフルーツに漬け込むなど工夫してみてください）、質のいい油（EPA・DHAなどのオメガ3脂肪酸を多く含むもの）を意識して選び、トランス脂肪酸を含むものや酸化した油は避けましょう。

腸内細菌の善玉菌を増やす発酵食品（納豆や浅漬けなど）を与え、食事の時間は規則正しくし、夜は早く寝させて、運動もきちんとさせましょう。

次に、有害物質を与えないようにしてください。

酵素を阻害し、代謝障害を起こしやすいものとして、砂糖・カフェイン（ジュースなどに入っています）・重金属（大型の魚やワクチン・農薬）・化学物質（化学調味料や薬など）・添加物（保存料や着色料）などがあげられます。これらを避ける食事をしてください。つまり、加工食品をできるだけやめ、新鮮かつ農薬の影響を受けていない素材をそのまま食べさせるということです。決して手の込んだ時間のかかるものをつくってくださいとはいいません。野菜はまるかじりで、納豆とご飯でもいいのです。

行動異常には小麦製品と乳製品をやめてみる

行動異常を抱えている子どもには、試しに小麦製品と乳製品を食べさせるのをやめてみてください。一か月くらいは中毒症状と禁断症状で大変ですが、がんばってみてください。小麦製品と乳製品は、パン、麺類、お菓子、ヨーグルト、牛乳、チーズなどです。和食中心で考えると比較的容易にメニューが組めます。パンをやめただけで落ち着いたという例がたくさんあります。また、これらの食物をやめることで、偏食がなくなる可能性があります。それから、アレルギー検査で陽性に出た食物（たとえば、卵や鶏肉、ピーナツなど、食品名が具体的にわかります）を除去した食事を一年は続けてみてください。

※即時型のアレルギー検査は一般の医院でもしてもらえます。遅延型は特殊な検査なので特定の医

療機関でしか受けられませんので事前に調べたほうがよいでしょう。

カビが発生しやすい食事も避けてください。防腐剤を使わなければいけないようなフルーツや、ナッツ、当然甘いものはカビが好みます。抗真菌効果のある自然界の食物には、にんにく、カプリル酸（バター、ココナッツ）、グレープシードオイル、オレガノなどのハーブがあります。

これまで述べてきたような食事に変えても改善がみられないときは、サプリメントが必要となるでしょう。

一度ひどく乱れた腸内環境は、食事だけでは改善しないこともあります。そのようなときは、できればその子に合った乳酸菌製剤（プロバイオティクス）を選びましょう。また、酵素サプリメントによっても消化を助けることができます。とくに代謝異常に関連するビタミンB群のサプリメントは、単独より複合体として働くので、複合B群のほうがよいでしょう。ただし、葉酸サプリメントに関しては、メチル化がきちんとできないことから、うまく使われていない可能性があるため、すでにメチル化されている葉酸の5THFのタイプをおすすめします。

※サプリメントの選び方については、第4章で解説しています。

重金属のキレート作用（重金属排泄を手伝ってくれる）がある食物としてコリアンダー、ニラ、玉ネギ、ゴボウ、リンゴなどがあります。

これら、その子どもに合った食養生やサプリメントの治療をよりピンポイントで効率よく行うためには、どの代謝経路が異常を起こし、体内に何がたまっているかを調べるとよいでしょう。たとえば、尿の有機酸の種類と量をみる検査（代謝異常、栄養状態、解毒能、腸の状態などがわかる）や、毛髪ミネラルを測定して重金属の排泄状況をみたり、カゼインやグルテンの体内での消化状況をみたり、カビの抗体価を測定したりします。今では遺伝子異常も調べることができます。以上のような検査によって、必要なアミノ酸や補因子などもわかるようになってきています。

パンと牛乳をやめただけで症状が改善された事例

私のクリニックでの経験を二例ご紹介します。

二歳の女の子がご両親に連れられてやってきました。一歳半健診で他の子どもといると「ギャー」という声を出したり、他の子どもに比べ目立って動きが激しく、じっとしていることができていなかったため、「自閉症スペクトラム」と診断されていました。生後八か月までは、とても元気でにこにこよく笑う子でした。六か月健診でも異常をいわれていません。ただ、七か月ごろから離乳食にパンをあげるようになりました。一歳になり、嘔吐下痢症になりましたが、ちょうど冬だったのでインフルエンザ・ワクチンを打ちました。するとひどい便秘になってしまったのです。その頃から様子が変わってきました。そして、異常行動と指摘されてしまったのです。その子は相変わらずパンが大好きでした。

私のクリニックに来てから、パンをやめ、遅延型アレルギー検査で陽性に出た食物の除去を始めたら、「ギャー」と叫ぶことがほとんどなくなり、目もしっかりと合わせられるようになり、発語も二音、三音と増え、手がつけられないということもほとんどなくなりました。二歳時のイヤイヤや機嫌の悪さはときどきありますが、クリニックから帰るときはとてもかわいらしくにっこり笑ってくれます。

もう一例は、小学一年生の男の子です。とにかく野菜嫌いで、偏食で急に太り出し、気が短く、キレやすい子どもでした。でも、初診時に頑張って話を聞いてくれて、血液検査も痛いのを我慢して受けてくれました。私の話を聞いてから、給食のパンと牛乳をやめ、まだ苦手な野菜はたくさんありますが、朝、生ジュースを少しでも口にしようとしてくれて、お菓子や市販のジュースはやめてくれました。

三か月後にはほとんど癇癪《かんしゃく》を起こすことがなくなり、体重もみるみるうちに適正体重に近づき、顔色も改善してきました。そして、お母さんがアイスクリームを食べようとすると、逆に注意してくれるようにまでなったのです。

1-2

重金属と添加物は子どもに深刻な害を与える
──ワクチン、歯科金属、加工食品は危険な物質

ワクチンや水道水のなかには、鉛などの重金属が入っています。歯の詰め物にも重金属が入っているものがあります。さらに、加工食品やコンビニ弁当・総菜には防腐剤や着色料などの添加物が入っています。これらは子どもの脳に深刻な影響を及ぼす危険な物質です。身体が未発達の子どもには、これらのリスクから極力回避させましょう。

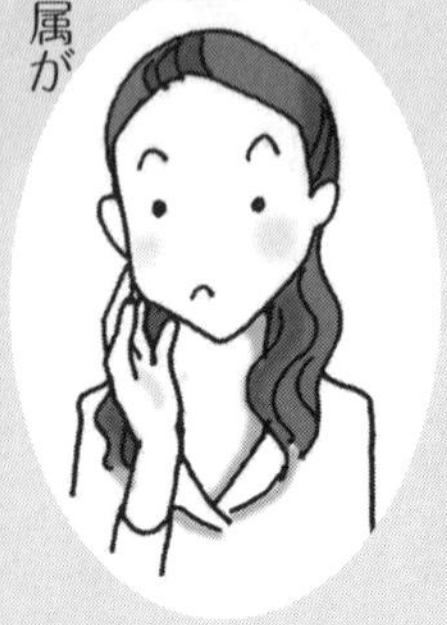

鉛や水銀などの重金属は神経系に障害を起こす

重金属をわざわざ子どもに与えることはしないと思いますが、現代の子どもは、重金属を知らず知らずのうちに摂っています。重金属がなぜいけないのか。それは、酵素の働きを阻害す

る重要な因子だからです。

水銀や鉛は、白血球が酵母菌を殺すための働きをする酵素ミエロペルオキシダーゼを阻害するため、さらに酵母菌（カビ）を増やすことになります。これは、水銀や鉛の中毒になるようなレベルの摂取量でなくても起こるのです。

そのほか直接神経への障害が報告されており、中毒レベルでは振戦（ふるえ）、神経質、不眠、幻覚、聴覚障害、頭痛、記銘障害、うつ、不安、易刺激性、攻撃性、虚弱、しびれなどがみられます。

腸内環境に問題がある子どもは、重金属が吸収されやすく排泄されにくい状況になっていますので、とくに注意が必要です。

どのようなところ、どのような食品に重金属があるかというと、たとえば水銀は、マグロなどの大型の魚、残留農薬、歯の詰め物、ワクチンの添加物に含まれていることを知っておいてください。

日本人は無類のマグロ好きですが、マグロのように食物連鎖で上位にくる大型の魚には、水質汚染などによって意外に多くの水銀が含まれています。マグロのほかにサケやカツオなどは、良質な脂肪酸であるオメガ3脂肪酸をたっぷり含んでいるのでとてもよい食べ物ですが、摂り過ぎると重金属の問題が出てきます。

このような魚を毎日のように食べている場合は見直しが必要です。イワシやサンマなどの小型から中型の魚も食べるようにし、大型の魚を食べる場合は重金属の蓄積しやすい内臓や頭を取り除くことを忘れないでください。とくに重金属の排泄能力が低下している子どもや妊婦には注意が必要でしょう。その他海藻類やヒラメなど海底を泳ぐ魚介類にも重金属がたまりやすくなっています。

土壌や農薬に含まれる重金属も無視できません。

なるべく無農薬や低農薬の野菜を選ぶようにして、それらが手に入りにくい場合でも、リスクのある中国産などは避け、生産者の顔が見える野菜を手に取りましょう。また、食べる前にしっかり水道の流水で洗ってください。果物や野菜は皮の栄養価が高いといわれますが、無農薬でないのなら皮をむいて食べたほうがよいでしょう。

※有機野菜は肥料として鶏や牛などの糞を利用しますが、その鶏や牛のエサに薬がたっぷり使われていたり、糞が十分発酵されずに窒素残量物が多くなっている可能性が高いので注意が必要です。

水道水にはRO浄水器の使用が安全

飲み水としての水道水にも注意しないといけません。天然の地下水が水源となっている場合には、土壌汚染の危険があります。日本の土は重金属の濃度が意外と高いのに国の基準はゆるいのです。

水道水には水道管の問題もあります。浄水場からのメインの水道管はほとんどがステンレス製になってきましたが、各家庭やマンションに個別に配管されているものには、昔のままの鉛を使用した水道管が使われているところが多いのです。そのような水道の水をそのまま飲んだり、料理に使ったりすると身体に重金属が蓄積する可能性があります。

水道水をそのまま飲むのをやめましょう。これは沸騰しても同じです。お米は洗うときに水を吸収しますから、お米を洗う水も浄水したものを使ってください。

「我が家は浄水器を使っているから」といっても安心できません。なぜなら、さきほど述べたように、日本はあまり重金属に注目していませんでした。そのため、塩素やカルキは抜けても重金属をしっかり浄化してくれる浄水器が少ないからです。また、交換期限が迫っていたり過ぎているフィルターでは、重金属をほとんど除去できません。カートリッジは指定の交換時期よりも一～二か月早めに交換することをおすすめします。

いちばんいいのは、逆浸透膜（ＲＯ）浄水器を使うことです。逆浸透膜というフィルターが使われていて、その膜を通した水は重金属などがカットされます。インターネットなどでも販売されており、値段も数千円のものから数万円のものまであります。

加熱処理していないナチュラル・ミネラル・ウォーターもいいでしょうが、微量の重金属が含まれていたりする場合があります。

歯の治療に使う歯科金属には要注意

食べ物以外では、銀歯や銀色の詰め物やかぶせものには、重金属や電位差による電流に注意が必要です。

歯科金属として使われているアマルガムは材料の五〇%が水銀からつくられていますし、時間が経過したものは黒く変色しているものが多くみられます。アマルガムの使用がなくても、純金に近いもの以外の金属の詰め物には多くの問題があります。

とくに母親となる女性は銀歯等に注意しましょう。銀歯を取り外したり入れたりする際には重金属が体内に入る危険があります。根管治療で深くまで金属を流し込んでいる場合や古いかぶせものの下に虫歯がある場合、粘膜から直接重金属が流れ込み、妊娠前、妊娠中、授乳中の体内に蓄積されます。こうした女性から生まれた子どもや、おっぱいを飲んでいる子どもには重金属の影響が及び、神経障害、酵素阻害によって発達障害を引き起こしかねません。

子どもが虫歯になったときにも金属を原材料にしていないものを使うようにし、歯科医と相談しながら治療していきましょう。虫歯は口の中が酸性になったときにできます。口の中が酸性にならないような食事をして虫歯を防ぐとともに、虫歯になったらすぐ削るのではなく、修復を待つことも大事なことです。

ある研究では、リウマチなど全身疾患をもっている患者の根管治療を行った歯をウサギに埋め込むと、全身の臓器の疾患やリウマチの関節症状を起こしたりして、早期に死んでしまうことがわかっています。

もちろん、銀歯を入れていても体調に問題のない人はいます。そういった人は、強い免疫力をもっている人です。しかし、そのような人であっても、インフルエンザや妊娠、ショッキングな出来事やストレス、疲労の蓄積によって免疫が低下してしまうと、虫歯菌や重金属の影響が全身に回り、重篤な事態に陥ってしまうことがあるのです。

重金属はワクチンの保存料にも含まれている

予防接種については、腸の状態の悪い子どもへの危険性について述べましたが、ワクチンの保存料として使われている重金属のことを見逃すことはできません。

ワクチンにはチメサロールという水銀が使用されています。水銀を排泄する能力が低下している子どもに投与すれば神経障害、酵素阻害が起こるのです。腸を元気にして水銀を排泄する能力をつけることも大事ですが、チメサロールを使用していないワクチンを要望することができますので、予防接種が必要な場合は、かかりつけ医に相談して取り寄せてもらうことも考えてみましょう。

ワクチンの発明によって、ポリオなどの感染症で命を落とす子どもが減ったのは事実です。私はワクチンそのものが悪いと申し上げているのではありません。ただ、腸の状態が悪く、たとえば腸内に酵母菌が蔓延している状態のところに生ワクチンを投与することによって、ワクチンの菌やウイルスに感染してしまったり、下痢などを起こしたあとに状況が悪化したりする子どもがいるという事実があり、それらが引き金になって異常行動を起こす可能性があることをいいたいのです。加えて、ゼラチンや水銀など、保存料によっては悪影響を受ける子どももいるのです。

とくに異常行動と関連しているのが、新三種混合ワクチン（MMR）、三種混合ワクチン（DPT）、B型肝炎ワクチンだといわれています。近年では子宮頸《けい》がんワクチンは水銀の量が他のワクチンと比べてかなり多いということだけでなく、インフルエンザ・ワクチンと同様に効果を疑問視する意見も多くみられます。

ワクチンはリスクが多いばかりか効果も疑問視されている

インフルエンザ・ワクチンでは、感染の予防ができないことはすでにいわれていますし、その効果のエビデンス（根拠）を示す論文はありません。ワクチンを接種しておけば、インフルエンザに感染しても重症化しないなどと効果がうたわれていますが、中途半端な感染（高熱が出ない、症状が軽い）によって、しっかり免疫がつかず、毎年インフルエンザに感染したり、一年に何度も感染したり、発熱がたいしたことがないので自分が感染していることに気づかず、もしくは気づいていても仕事を休めないからと出かけて感染を広げたりするリスクも生じます。

インフルエンザ・ワクチンは、次のシーズンに間に合うようにと、流行するであろうタイプを予想して製造されています。すべてのタイプに適合したものを製造することは製造能力の面でもコスト面でも不可能です。予想が的中したとしても、たとえば二〇一二年のシーズン（冬期）には、A香港型用のワクチン製造中にウイルスが変性したため、効果が低かったとの報告がありました。

子宮頸がんワクチンは、含まれる水銀の量がほかのワクチンよりも多く、また、効果自体を疑問視する声が少なくありません。

現在のところ、子宮頸がんワクチンで対応できるのは、一〇〇種類以上あるウイルスのうち、わずか二種類のみです。また二〇〇九年に販売が開始されて以降、約二〇〇〇件近い副作用が厚生労働省に報告されています。なかにはショックを起こす子どもや、見るからに水銀中毒と思われる神経症状（疼痛や振戦）が発現している子どもの例もあります。そのうち、流産や、運動障害などが残る重篤な副作用は一〇六件も報告されているのです。

このほか、ワクチンには添加物の問題が多々あります。重金属は酵素の働きを阻害し、代謝障害を引き起こして、不必要かつ有害な物質をつくってしまいます。それ以外に、「血液脳関門」といわれる脳になかなか異物を通さないようにしている関所を通過して、直接、脳や神経細胞に障害を与えてしまうのです。

ワクチンは、もともとは子どもの将来の健康を考えて開発されたもののはずですが、副作用などによってかえってリスクを高めているともいえるのです。

ワクチンの接種は、まずリスクをきちんと排除できてからのことです。実際、インフルエンザや子宮頸がんは、ワクチンでしか予防できない病気ではありません。いずれも、乳酸菌のようなプロバイオティクス（人体によい働きをする微生物）などによって、腸内環境を改善させて免疫力を上げるほうがよほど効果も高いし、副作用の心配がなく安全なのです。

ワクチンを打つときは日数の間隔をしっかり開け、体調が悪いときには、予約をしてあっても無理に打たないようにしたほうがいいでしょう。もし一度目で様子がおかしくなったら二度目は打たないようにしてください。打つ場合でも、チメサロールが入っているものは避けてください。

異常行動を示す子どもは、重金属の排泄能力がないことが多いことから、ワクチンは控えるほうが無難です。また、異常行動などの既往もなく、健全な腸をもつ子どもの場合でも、腸が未発達な時期（とくに二歳未満）にワクチンを打つことはおすすめできません。

子どもに食品添加物、着色料などの有害物質を与えない

すでに異常行動などの症状が出ている子ども、軽度だけどその傾向がある子どもには、有害な物質を与えないように努力してください。酵素を阻害し、酵母菌を増やす砂糖、その他の酵素阻害物質としてカフェイン（炭酸飲料に含まれています）、重金属、化学物質（薬も含めて）、添加物などをあげてきましたが、食品添加物についてみていきたいと思います。

食品添加物が身体に何となくよくないということは、ご存じだと思いますが、ひどいものは、本来、食品でないものをあたかも食品のように加工してしまい、不消化物（人間の身体では消

化できないもの、また変性し過ぎて消化のために使う酵素が大量に必要となり消化しきれないもの）を増やしてしまいます。

食品添加物や着色料による腸内環境の悪化、発がん性に加え、異常行動を示す子どもたちの報告がたくさんあるのです。

まず、「合成着色料の黄色5号（サンセットイエロー）と多動症との関係」（イギリス）について報告が出ています。ほかにも、日本で使われている赤色40・102号、黄色4・5号などに関して、着色料の影響でキレる子どもになる可能性があるという報告がいくつも発表されています。ほんの少量の使用量でも神経毒が生じるのです。

また、化学調味料のMSG（グルタミン酸塩）やグルタミン酸、アスパルテーム、アスパラギン酸塩、加水分解イースト、カゼイン塩、タンパク加水分解物などが神経伝達物質となり、過剰になると神経を興奮させて細胞死を引き起こします。このダメージが自閉症と関係があることがわかってきました。

グルタミン酸自体は、体内にある主要な興奮性の神経伝達物質で、GABA（ガンマアミノ酪酸）の前駆体でもあります。GABAは会話能力に欠かすことはできませんし、音の処理（ノイズとそうでないものとの区別）にも必要な抑制性の神経伝達物質です。GABAの前駆体であるMSGが体内にたくさん入ることで、このGABAとグルタミン酸のバランスがくずれ、M

ＳＧが増えて蓄積し、ＧＡＢＡの量が少なくなり、会話能力が低下します。

食品添加物による慢性的な感染症でもこのバランスに障害をきたします。

また、低血糖を繰り返すことにより（食物線維の少ないものばかりを摂り、血糖が急激に上がることによって起こる反応性の低血糖。後述します）、グルタミン酸塩を除去するエネルギーが低下するため、さらにＭＳＧが蓄積します。そのことにより、身体にとって重要な抗酸化物質であり、なおかつ解毒物質であるグルタチオンを枯渇させてしまうのです。そうなると、障害を受けた神経細胞の修復を困難なものにしてしまいます。

これら添加物を除去していくと、症状の軽快がみられるとの報告もありますので、添加物と異常行動との関連は疑いの余地はないでしょう。

食品添加物をなるべく摂らせないことが大切ですが、摂らせないためには、食材を購入する際に必ず表示を確認するようにしてください。原材料を記入している項目があります。また、その他の表示についての注意ですが、「国産」のマークが付いていれば安心かというとそうでもありません。原材料に国産が五〇％含まれていればそのように記載ができますので、きちんと原材料の内容を見るようにしてください。

また、加工品にはほとんど添加物が使われています。肉や野菜はそのままのものを買うようにしましょう。とくに出来合いの総菜や弁当、外食には、キャリーオーバーといって、添加物を表記しなくてもよいシステム（原料にすでに加工しているものを使用している場合、それに使用された添加物は表記しなくてもよい）があるため、食品添加物が入っているかどうかわからないのです。こうしたことに対処するには、第一に加工食品を極力減らして、生の食品を購入して料理することです。

このようにして、食品添加物による神経細胞障害を引き起こす物質を減らすだけでも、子どもの気持ちが安定し、疲れにくくなり、うつ状態の改善や落ち着きが出てきます。また、便秘の改善、腸内環境の改善もみられるようになるのです。

添加物の量が尋常ではないコンビニ弁当

コンビニのお弁当にはいくつかの重大な問題があります。売るほうはいろいろと工夫していて、種類も豊富、手軽で二四時間買えるなど、本当に便利で、おいしいと感じる人も多いでしょう。

でも、じつに恐ろしい害が隠れています。まず添加物、保存料です。なぜ添加物、保存料を使用するのか――。理由はご存じのとおりです。コンビニ弁当は食品です。食品を売る側がいちばん恐れているのが食中毒です。食中毒はすぐに営業停止、ニュースにもなって印象が悪くなり、企業にとっては死活問題となります。

食堂やレストランでは、その場で食べるので、提供された商品の管理は目の届く範囲で可能です。しかし、コンビニで買った弁当類は買った人がどこでどのように管理するのかがわかりません。建築業の人が出勤時に買った弁当を炎天下に置いて昼に食べる。また、車に乗せた弁当を車内の温度が上がった状況でそのまま食べることもあるかもしれません。それでも食中毒を出さないように、四〇度近い状態で、二四時間以上経っても腐らないようにする必要があるのです。

そのため、使用する添加物の量は尋常ではありません。私たちがつくった手づくりのお弁当で、そのような状態で悪くならないものはありません。

「保存料・着色料、無添加」と表示しているコンビニの弁当類もありますが、「絶対に食中毒を出さない」という条件をクリアしなくてはいけませんので、実態は、別の名前である「ｐＨ調整剤」として使用しているのが現実です。

次に問題となるのが〝味付け〟です。このように添加物がたっぷり入っているので、そのままでは味も悪くなってしまいます。すっぱくなったりするのです。そこで、味付けを濃くする必要があります。そのため、塩分の過剰な投与、また砂糖や化学調味料をたっぷり使うことになります。ご飯でさえ古米や中国産を使うため、つや出しのための乳化剤やｐＨ調整剤、化学調味料が添加されています。おにぎりも同じです。

栄養面にも問題があります。「安い値段で提供したい」というのはどこの企業も同じでしょう。したがって、低価格を実現するために、原材料の産地や遺伝子組み換え食品の使用など、企業の取り組み方によってその使用原材料は変わってくることになります。どのような添加物を使って、どのような原材料を使っているかという表示は、当然、日本の法律にしたがっていますが、これには逃げ道がたくさんあることは想像できると思います。

コンビニで売られている弁当や惣菜は、多くの食材が工場で一括調理されますから、煮野菜や下処理したもの、鮮度の落ちているものを使っている場合も考えられます。煮野菜では、ビタミンやミネラルが煮汁に逃げてしまいますので、ビタミン・ミネラル不足になります。当然、鮮度が落ちる分、栄養価は低くなります。さらに添加物なども多いため、栄養を消化・吸収する酵素を阻害してしまうのです。

生鮮品と考えられているカット野菜も、いつ収穫された野菜かわかりません。腐りにくくするために塩素に付け込んだりしています。野菜はカットした面から栄養素が失われていくのです。

精白した炭水化物、添加物だらけで消化の悪いタンパク質、時間が経って酸化してしまった油、ビタミン・ミネラルの不足、線維の不足、酵素の不足……あげればきりがないほどです。

コンビニ弁当、総菜は、やむを得ない場合以外は、食べないことです。

子どもの偏食には理由がある

化学調味料や甘いもの、小麦製品を避けるのが難しい理由は、巷《ちまた》にあふれているからというだけではありません。これらには「中毒性」があるのです。これらが含まれている食品を食べ始めると、やめられなくなり、他の物を食べる前にお腹いっぱいになって、通常の食事ができなくなります。さらに、翌日もまた欲して同じことを繰り返してしまうのです。

亜鉛が不足したり、化学調味料や味の濃いものを常に摂っていると、「味覚障害」を引き起こすことがわかっています。普通の食事ではもの足りなくなって、おいしく感じなくなることがあります。鉄分の不足では氷が食べたくなったり、土が食べたくなったりするなど、異常なものを食べたくなることがあります。

発達障害の子どもは、感覚が非常に敏感になり、偏食を起こしやすいという傾向があります。我慢できない、キレやすいというのが特徴なので、外で子どもが「それを食べたい」とゴネだすと、なかなか制止できなくなります。

これらの傾向がある場合には、食事を含めいくつか工夫をしていかないとなかなか改善できません。

まず第一に、家族全員が正しい食生活をしていくことです。ほかの子どもがお菓子などを食べているのを見ると食べたくなりますが、できるだけ自宅にお菓子を置かず、化学調味料や添加物だらけのレトルト商品は使わないようにしましょう。

感覚が敏感になっている子どもには、好きな食べ物の食感に近づける努力も必要となるでしょう。軟らかさや大きさ、舌触りを好みのものに近づけると、比較的抵抗なく口にしてくれるからです。

どうしても嫌がるときには、無理に食べさせないようにしてください。無理やり食べさせられたという嫌な感情を植えつけることになります。本当に食べられないもののなかに隠れたアレルギーがある場合があるので注意が必要です。

栄養価の高いもので無理なく食べられるものから与えて、お菓子や化学調味料を控える方向にもっていくだけでも、栄養不足が徐々に解消されていきます。栄養不足が解消されると味覚障害が減り、いろいろなものを食べられるようになります。また、お菓子を減らすとお腹がすくので、意外とあっさりご飯を食べられるようになるでしょう。この中毒症状はその食品をやめると一か月を目安に治ってきますので、とりあえず一か月がんばってみましょう。

お友達と同じものを食べることで喜びを感じてくれる場合があります。特別支援学級に発達障害で入ってきている子どもたちは偏食が多く、「家ではお菓子しか食べず、ご飯を食べない」と親がなげくほどなのですが、学校給食（これはこれで別の問題がありますが）をお友達と一緒に食べるようになると、家では食べられなかったものが食べられるようになり、徐々に偏食がなくなることも少なくないようです。

2 糖と肥満と反応性低血糖症
――ジャンクフードと高GI・高糖化食品の怖さ――

肥満の子どもは大人になっても肥満になる確率が高い――子どもの頃の食生活・食習慣は、大人になっても容易に変わらないことを意味しています。揚げ物やレトルト食品、ファストフードの多くは、高カロリー、高塩分食で、肥満のいちばんの原因です。また食物線維のない精製された食品など高GI・高糖化食品は、糖尿病の大きな原因になっているのです。

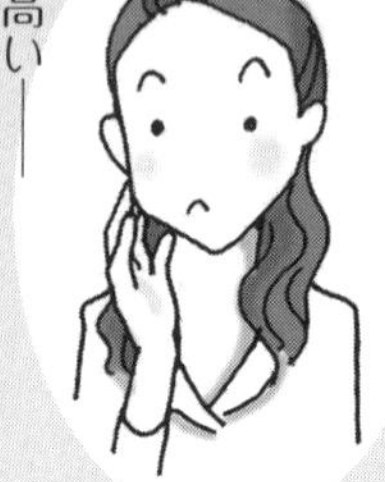

ファストフードやレトルト食品に多い「ジャンクフード」

ジャンクフードとは、栄養のバランスがひどく悪い食品のことで、高カロリー、高塩分食のことをいい、ファストフードやレトルト物、揚げ物に多くみられます。最近は、このジャンクフードがとても簡単に安く手に入るので、子どもが口にする機会が増えています。

ジャンクフードには、ほとんどといってよいほど、ビタミンやミネラル、食物線維がなく、当然、酵素も入っていません。また、糖分と油分は、おいしいと感じさせるものなので、まさしくジャンクフード中毒になってしまうのです。

子どもがお腹のなかにいるときに母親がこのジャンクフードなどをよく食べていたり、もともと好きで体内に脂肪がたっぷりあったりすると、子どもたちも同様な病気になりやすくなることが報告されています。

アメリカでは、自分の肥満とそれによる糖尿病の原因がハンバーガーなどのファストフードにあったとして、マクドナルドが何度も訴えられています。

肥満の原因は脂肪分を多く摂ったというだけではありません。余分な炭水化物も脂肪に変わります。砂糖やお菓子、ジュースに使われているコーンシロップなどの甘いものには、果糖が含まれています。このタイプの果糖は肝臓のみでほとんど代謝されます。そのため、ブドウ糖と違い、全身の細胞に均等に使われず、肝臓に負担をかけ、脂肪肝をつくってしまいます。そして、メタボリック症候群などが子どものときから発症してしまう現実がみられるのです。

生の果物に含まれる果糖は、果物自体に果糖を分解できる酵素がたっぷり入っていて、ビタミン・ミネラルも豊富で食物線維もあるので問題ありません。ただし、加工、加熱している果物は砂糖と同じと思ってください。そのうえ、悪玉菌やカビを増やしてしまったり、虫歯を増やしてしまうのです。

人間は長い歴史のなかで、飢餓に耐えていた時代のほうが飽食の時代より長かったことから、身体の機能は飢餓に備えるようにできています。栄養を貯め込むようになっていて、食べ過ぎると容易に肥満する傾向にあります。

妊娠早期の母親の食事が、生まれてくる赤ちゃんにどういう影響を与えるかを調べた研究があります。興味深いことに、炭水化物を摂らなかった母親から生まれた赤ちゃんは、炭水化物を普通に摂った、あるいは多めに摂った母親から生まれた赤ちゃんより体重が重かったのです。外界の飢餓に備えて間葉系の細胞が脂肪細胞になるように遺伝子のスイッチが入ったのです。

微量栄養素不足が引き起こす細胞肥満

肥満だった子どもが成人になっても肥満になる確率はかなり高いといわれています。また、人工栄養を多く摂った子どもは、過剰な栄養によって肥満になる可能性が高いというデータもあります。

一方、母乳でも肥満は起こります。子どもの肥満は母親の食生活や健康状態にも大いに関係していますし、母乳であっても母親が栄養過多の場合は、飲み過ぎは当然、太る原因になります。アレルギーも、母乳だから起こらないというわけではありません。ただし、母親の栄養過多が直接、子どもの肥満につながるというわけではありません。

肥満率は、アメリカでは七二％、日本では三〇％前後といわれています。アメリカでは貧富の格差が激しく、貧乏な人ほど肥満率が高いのです。「空腹と肥満のパラドックス」という言葉もあるように、カロリーは十分過ぎるほど足りているのに空腹感がなくならないという生理現象があります。

栄養価が高い食品、たとえば微量栄養素であるビタミンやミネラルや酵素が豊富で、アミノ酸がしっかりと含まれている食物、質のよい油、適度なエネルギーをもつ排泄能力のある炭水化物、質のよい水分は、高価な場合が多いのです。安価なファストフードなど高カロリー食品の摂取が多いと、微量栄養素が不足し、細胞が栄養不良とみなし、さらに吸収しようとすることで細胞肥満を引き起こしてしまうのです。これも飢餓に備えた遺伝子にスイッチが入ったものと考えてよいでしょう。

では、日本はアメリカほど肥満率が高くないから大丈夫か、というとそうでもないのです。日本人は、ＢＭＩ（Body Mass Index：ボディマス指数。身長からみた体重の割合を示す体格指数。体重÷身長÷身長＝22～24が正常値とされる）の数値が低くても、糖尿病になりやすい体質があることが研究でわかっています。もともとカロリー過多や糖質過多という状況に弱い体質の民族なのです。

痩せていることが必ずしも〝健康〟というわけではありません。痩せ過ぎによる病気の発症や体力の低下、生理不順や不妊、骨粗鬆症などがとくに若い女性に増えているようです。そのためか、巷《ちまた》では「少しぽっちゃりのほうが健康」などという言葉も出てきているのです。何でも〝過剰〟はよくありません。過ぎたるは及ばざるがごとし、です。適度な食事、適度な運動、適度な体重管理が大切だということです。

宿便をつくる精白食品

精白した食品とは、本来のものを削ったり漂白してつくられるものです。たとえば、白米であれば完全にヌカ部分を削る。砂糖であればミネラルを除去する。つまり、精白することで、必要な栄養素（食物線維、ミネラルなど）を取り除いた不完全な食品となってしまうということです。

精白すると、炭水化物であれば高ＧＩ食品（後述します）となってしまいます。また塩であれば、本来の自然塩は、塩化ナトリウム以外に、カリウム、マグネシウム、カルシウムなどが含まれていますが、精製されたものは塩化ナトリウムだけになります。白砂糖も同様です。サトウキビの絞り汁が固まった黒砂糖にはミネラルやビタミンが豊富に含まれているのに、これを精製して白砂糖にすると、これらの栄養分がなくなるのです。

砂糖はナトリウム（塩）と一緒に細胞内に取り込まれます。ですから、塩分のみを摂ったときより砂糖も摂ったときのほうがむくみが強く出ます。マグネシウムやカリウムは、ナトリウムを細胞の外に出そうとするのでむくみを減らしてくれます。

こうしたミネラルやビタミンの欠如は細胞便秘を起こします。細胞に老廃物や水が溜まるだけ溜まって出ていかないのです。その結果、むくみやすくなったり、凝りがとれなくなったり、血流が悪くなったりします。腸の動きも悪くなり、便秘の原因になります。

便秘が続いたりすると、大腸や直腸に「宿便」として残ります。これは「万病の元」ともいわれるほど身体全体に悪さをします。人体にとって有毒なアンモニアや硫化水素をつくってしまうからです。これらの物質は腸内だけにとどまるのならまだリスクは低いといえますが、肝臓へ入り、脳にまで到達することがわかっています。血液脳関門を通過してしまうのです。そうなると脳に障害を及ぼし、いろいろな病気を発症させる元となるのです。

糖分は全身の細胞のエネルギー源だが…

糖分というのは、人間にとってとても大切な栄養素です。それは、脳細胞を含む全身の細胞でのエネルギー源となるからです。小児はとくに、エネルギーを主に「解糖系」といわれる糖分で摂るためさらに重要になってきます。糖分は、常に血液の中に存在して、全身をめぐってエネルギーの供給源となっています。その血液中の糖を血糖といいます。

血糖は食事をすると、食後には上がるのですが、ある程度一定の量に保たれます。インスリンによって食後上がった血糖を下げる作用があるからです。インスリンは膵臓から分泌されるホルモンで、血糖を下げる作用があります。筋肉ではブドウ糖、アミノ酸、カリウムの取り込みを促進したり、タンパク質をつくったり脂肪組織では糖を取り込んだり、脂肪の合成を促したり分解を抑えたりする働きがあります。

人間には、身体の環境を適切に保とうとする能力（血糖値では八〇〜一二〇mg／dL程度）があります。そのため、ある程度血糖を下げたらそれ以上はインスリンは働かず、血糖は下がり過ぎることはないのです。

糖尿病という病気はいくつかのタイプに分かれるのですが、このインスリンの量が足りない

1日の血糖の変動（イメージ）

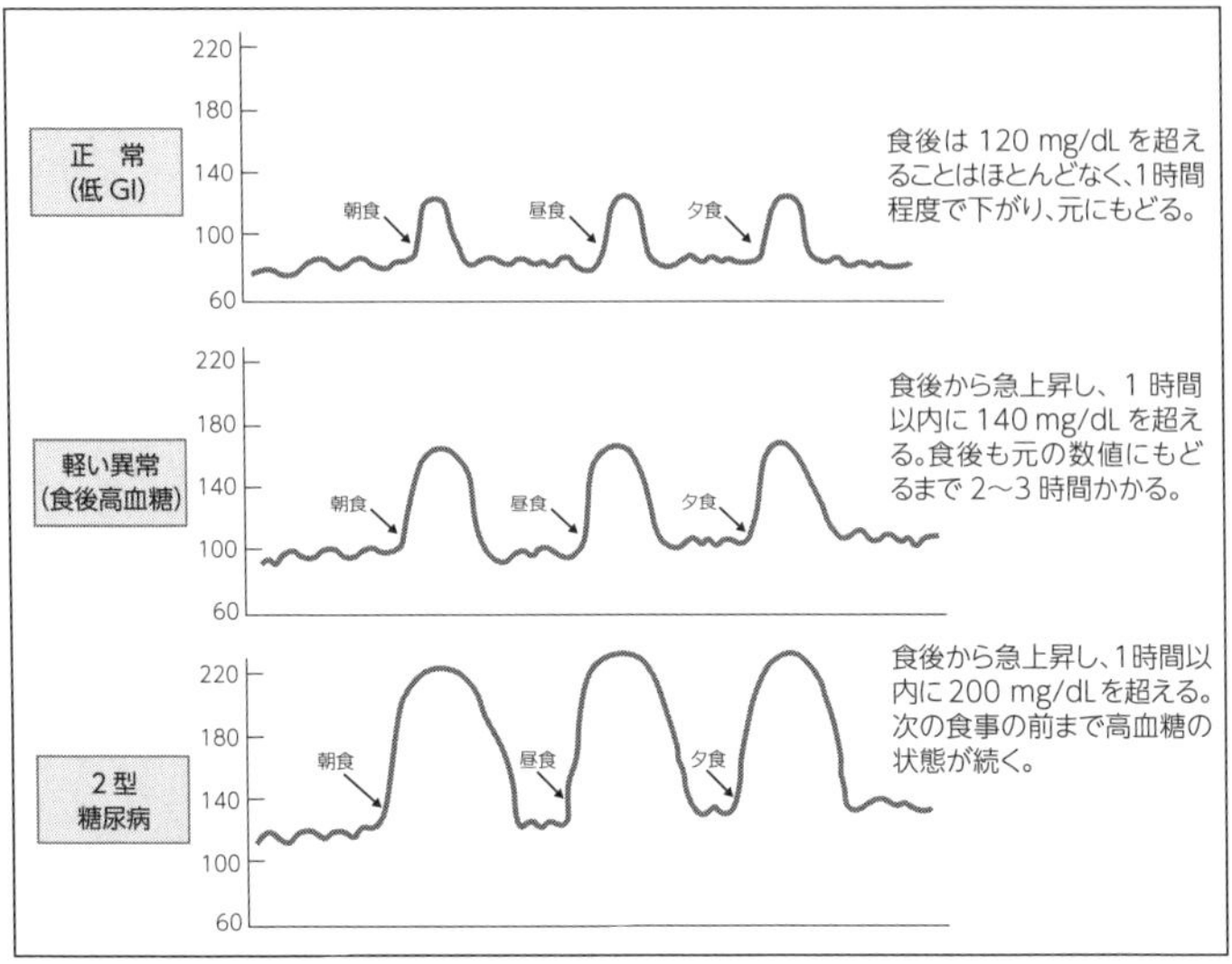
正　常
（低 GI）
220
180
140
100
60
朝食
昼食
夕食
食後は 120 mg/dL を超えることはほとんどなく、1時間程度で下がり、元にもどる。
軽い異常
（食後高血糖）
食後から急上昇し、1 時間以内に 140 mg/dL を超える。食後も元の数値にもどるまで 2〜3 時間かかる。
2 型
糖尿病
食後から急上昇し、1時間以内に 200 mg/dL を超える。次の食事の前まで高血糖の状態が続く。

もしくは、インスリンに対する反応が悪く、血糖値が高い状態のことをいいます。そのときインスリンを外から補ってあげる治療（薬）を行いますが、多過ぎると血糖が下がり過ぎてしまいます。これが「低血糖」です。

低血糖になると、血糖を上げようと身体が反応して、グルカゴン、成長ホルモン、グルココルチコイド、アドレナリンなどのホルモンが対抗して分泌されます。

血糖が下がると、強い空腹感や疲労感、身体が震えるなどの症状が出はじめ、さらに異常に汗をかいたり、顔面が蒼白になったり、瞳孔が開いたり、脈が速くなったりします。これらの状態がひどくなると意識を失い、命を失うこともあるのです。

これらは、糖尿病の治療によって起こる低

血糖症ですが、このときに患者さんには「イライラする」「不安」「興奮」「感情が爆発する」などの自覚症状がみられるようになり、情緒的不安定、言語障害、意識混濁や精神錯乱を起こすことがわかってきました。これが、最初に血糖と精神的な症状との関係が注目され始めたきっかけです。

高GI食品の摂り過ぎが引き起こす「反応性低血糖」

しかし現代では、このような糖尿病でもなく、インスリンで治療をしているわけでもなく、インスリンがたくさん出る腫瘍をもっているわけでもないのに、「反応性低血糖」を起こしていることが多々みられるようになりました。そして原因不明の情緒不安定やうつ、自律神経失調症や不定愁訴の原因として注目されてきています。

反応性低血糖の症状としては、手足が冷たい、砂糖の渇望、空腹、慢性消化不良と吐き気、神経過敏、キレやすい、疲れやすい、フラフラする、めまい、震え、冷や汗、抑うつ、眠気、不眠、頭痛、消化器障害、忘れっぽい、絶えず悩む、わけのわからない不安、不機嫌、精神的混乱、動悸、頻脈、筋肉痛、感覚麻痺、反社会的、決断できない、協調運動不能、筋肉のつり、集中力欠如、目のかすみ、不随意運動、皮膚がかゆい、何かが這うような感覚、皮膚にちくち

炭水化物とGI値

GI（グリセミックインデックス）：ブドウ糖を100として血糖値の上昇をみた指数で、大きいほど血糖値の上昇が激しい。

70		以上	高GI
60	～	70	中GI
60		以下	低GI

《高GI食品》

グラニュー糖	110	白砂糖	109	三温糖	108
黒砂糖	99	あんぱん	95	菓子パン	95
どら焼き	95	フランスパン	93	食パン	91
チョコレート	91	じゃが芋	90	せんべい	89
ビーフン	88	はちみつ	88	ドーナツ	86
うどん	85	餅	85	白米	84
あんこ	83	バターロール	83	生クリームケーキ	82
人参	80	メープルシロップ	73	即席ラーメン	73

くする感覚、皮膚にひりひりする感覚、息が切れる、息がつまる、よろめき、ため息とあくび、意識消失、夜の恐怖、夜驚、自殺志向、痙攣《けいれん》などがあります。

こんな反応性の低血糖症状が多くみられるようになったのは、食物線維のない（精製された）炭水化物をたくさん摂るようになったからです。このような食品のことを「高GI食品」といいます。主に甘いものや、穀物などの炭水化物を食べると消化されて、小腸で糖に分解され、吸収され血糖値が上がります。GIとは「グリセミック・インデックス」のことで、食べ物による血糖値の上がり方の違いをみたものです。高い値は血糖の上昇が急激に起こるもの、低いものはゆっくり血糖が上がるものです。

高GI食品による乳がんのリスクや、妊婦の流産、妊娠中毒症の誘発も報告されています。

とくに砂糖やジュースなどが急激に血糖を上げま

す。その結果、インスリンが大量に分泌され、反応性に低血糖を起こすのです。血糖が急降下・急上昇すると、何とかバランスを保とうとするため自律神経の乱れが生じます。また、インスリンがたくさん出ることによって脂肪細胞が大きくなります。インスリンは糖を取り込んで蓄え、過剰な糖は脂肪に変え、貯めていきます。その結果、太りやすくなるのです。

糖化物質は細胞を破壊する

インスリンの大量分泌は動脈硬化を引き起こすともいわれています。さらに、インスリンが多い状態が常態化すると、インスリンに対する細胞の反応が悪くなってしまいます。

このように、インスリンと血糖の状態が常に過剰に変動し、インスリンを出す膵臓の細胞が疲れてしまい糖尿病になってしまうのです。膵臓は酸化ストレスにとても弱い臓器です。膵臓には強いストレスを与えないことが大切です。

高血糖が続くと、「糖化」（酵素の働きなしにタンパク質や脂質に糖鎖が結合すること）といわれる反応が起こり、身体に有害な糖化物質がつくられるのです。この物質を身体全身に貯め込むと、これが酸化ストレスの大きな要因となり、細胞障害が起こります。それによって、しみ、しわをはじめ、がん、動脈硬化、腎障害、神経障害など、身体のさまざまな場所を傷つけてしまいます。

また、この糖化は料理の仕方で大きく変わります。揚げ物、焼き過ぎは高糖化物となります。よく「おこげを食べるとガンになる」といわれましたが、あながちウソではありません。食べ方も大切なのです。生、蒸す、煮るのがいいですし、焼くときに油を使うことで高温になるので、加熱し過ぎは注意しましょう。

一方、低ＧＩ食品は、血糖をゆっくり上昇させるので、徐々にインスリンが分泌され、量もたいして出ないために、血糖の急激な低下、下がり過ぎがありません。自律神経も乱れませんし、血糖の変動による精神的な不安定も起こりません。甘いものが異常に欲しくなるということもなくなります。そのため膵臓も疲れず、糖化物質をつくらないのです。

精神的ストレスも糖尿病の原因になる

糖尿病は食事だけでなく、精神的なものもかかわってきます。過緊張の状態は交感神経の緊張を高め、アドレナリンの分泌を促します。アドレナリンは血糖を上げるため、インスリンが必要となります。つまり、食事ももちろん大切ですが、心を休めることが糖尿病の予防になります。糖尿病には「過食だけ」ではなく、「過精神疲労」も影響しているのです。

ただ、ＧＩだけにこだわり過ぎてもいけません。ＧＩが高いことが必ずしも悪いということではないからです。当然食べる量にもよりますし、高いＧＩでも切干大根などは栄養価も高く、食物線維もあるので身体にいいですし、ジャガイモも比較的ＧＩが高めですが、菓子パンよりはよほどいいといえます。そして、糖化しているかどうかも大切です。

【反応性低血糖によってうつ病と誤診された症例】

一〇代後半の女の子です。三年間うつ病と診断され、抗うつ薬が処方されていました。めまいや便秘、ふらつきなど、たくさんの症状をもっていました。

ふだん食事で何を摂っているか、時間をかけて聞き取ると、朝はパン、昼はお菓子、夜もほぼお菓子、飲み物はジュースやミルクティーなどでした。学校はしんどくて、高校からはほとんど登校していませんでした。

その子に野菜を多く含んだ食事をしっかり摂ってもらったら、特別な食事ではなくても、症状が一か月でほとんど消失し、薬も全部やめることができました。

小学校低学年までは、親が与えない限り食事をお菓子ですませるということはないでしょうが、一〇代になってくるとお小遣いや塾通いなどで、外で買い食いをするようになったり、時間が不規則で夜食を摂る機会が増えると、このようなことが起こりえるのです。

このような生活が慢性化してしまうと、自律神経症状をともなう精神的な症状が多く発症することがよくみられます。また、キレやすい、イライラしやすいことなどから、いじめや大事件につながることもあるのです。

そして、我慢できない、じっとしていられないことからの多動症や、集中力の欠如などから学級崩壊、判断力の欠如より暴力がエスカレートして自分の行動がどういう結果を引き起こすかがわからなくなるといったことにまで及ぶのです。

身体に関しては、腹痛やめまいによる不登校、頭痛やアレルギー症状、たとえば喘息や鼻炎などを発症しやすくなり、薬をたくさん飲まなければならなくなったり、虫歯や歯並びの悪さ、姿勢の悪さが身体の成長を妨げ、将来の病気の元をつくることにもなります。

当然、このような食生活から、生活習慣病である肥満、高血圧、脂質異常症、動脈硬化も起こる可能性が高くなります。

果糖ブドウ糖液などの人工果糖の摂り過ぎは、脂肪肝から肝がんに

砂糖（ブドウ糖と果糖がくっついたショ糖からできています）や果糖ブドウ糖液、コーンシロッ

プ、加熱した果物ジュースなどにも無線維の果糖が多く含まれています。果糖という糖は、GIは低いのですが、大きな問題があります。

ここに出てくる果糖とは、加工されてつくられた果糖単体のことです。これは甘みがかなり強く、遺伝子組み換えのトウモロコシなどから安価につくられるものです。フレッシュな酵素と線維をもつ果物とは大きく違います。

現在、この果糖の害が注目されています。ブドウ糖は全身の細胞がエネルギーとして使うことができます。肝臓、腎臓、脳、筋肉などすべての細胞です。一方、果糖は主に肝臓でしか代謝されません。そのため、たくさんの人工果糖を摂っていると肝臓に負担がかかり、脂肪肝になってしまいます。このタイプの脂肪肝は、肝硬変から肝がんになる原因になります。

加工食品、清涼飲料水はよくよく注意して材料表示をみなければいけません。

第3章

アレルギーは食養生で治す

1　アレルギーの原因となるものを除去する

アレルギーをもつ子どもが急増しています。これまではアレルギーは主として遺伝的要因が大きいと考えられていましたが、実際には違います。遺伝的要因であれば、五〇年前と現在の発症比率は同じはずですが、現在のそれはかつての数倍以上です。遺伝的要因に加えて、その原因は食習慣などの生活環境にあることを知らなくてはなりません。

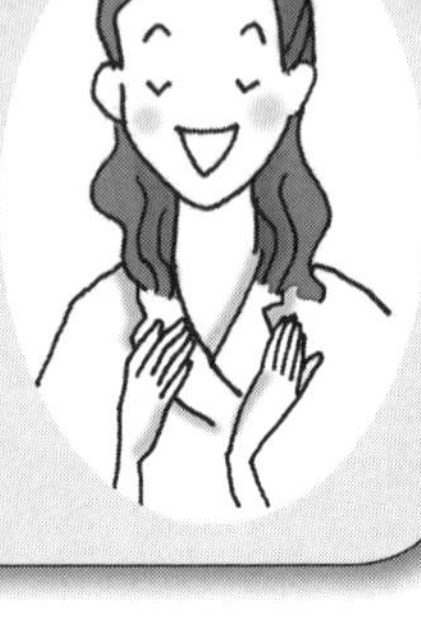

アレルギーの発症は遺伝的要因とは限らない

アトピー性皮膚炎、アレルギー性鼻炎、気管支喘息《ぜんそく》、花粉症……。今では、子どもの二～三人に一人の割合で何らかのアレルギー疾患をもつようになってしまいました。私が子どものころ（約三〇年前）には、花粉症の子どもがクラスに一人いるかいないか、そんな程度でした。

今はどうでしょうか。春になると多くの人がマスクをするようになり、花粉症グッズが飛ぶように売れています。その原因として、遺伝的な要因や環境要因（ほこりやダニ、化学物質、荒廃した森林など）、食物アレルギーなど、さまざまなことがいわれています。

遺伝的要因に関しては、両親のどちらかにアレルギーの兆候があった場合、その子どもの三割にアレルギーがあるといわれています。また、両親のどちらももっている場合は、約五割の子どもにアレルギーの傾向がみられます。さらに、親以外の親族がもっている場合でも、子どもにアレルギーをもつ可能性が高くなります。実際、小児喘息の診断は、親にアレルギー疾患があるかどうかが重要な判断要素になります。

しかし、アレルギーの子どもの三割は家

アレルギー性鼻炎有病率（1998年と2008年の比較）

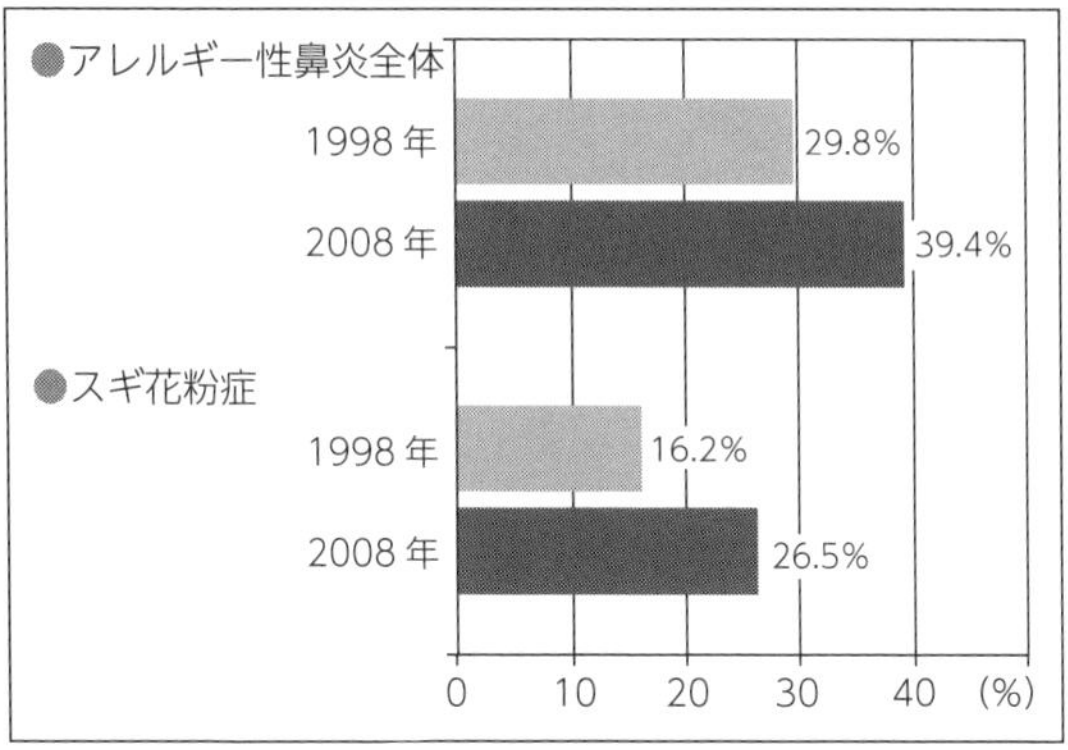

•調査によって違いますが、現在では40%以上の人にアレルギー性鼻炎があります。とくに小児の発症が目立っています。
•アレルギー疾患全体（喘息、アトピー性皮膚炎、鼻炎等）でみると、全人口の約2人に1人が罹患しています。

出典：「厚生労働科学研究・アトピー性皮膚炎治療ガイドライン2008」河野陽一、山本昇壮監修（厚生労働科学研究）

族歴がないのです。つまり、遺伝的要因だけではないことがわかります。

最近の研究で、生まれつき皮膚のバリア機能が弱い子どもや生後間もない赤ちゃんのときに（皮膚が非常に薄い時期）、乾燥した環境で過ごした後にアトピー性皮膚炎が起こることが多いとわかってきました。この皮膚のバリア機能が低下している時期に、食べ物が物理的に皮膚に付着すると、皮膚から体内へアレルゲン（アレルギーの原因となる物質）が入り、アトピー性皮膚炎を起こし、さらに食物アレルギーとなるのではないかといわれています。

このように炎症を起こしている部分は、本来の機能が低下しています。本来の機能とは、皮膚や気管支粘膜の機能として、外界からのバリア機能と水分などが蒸発するのを防ぐ役割です。そこに炎症が起こっていると、アレルゲンが体内に取り込まれやすくなるのです。

アレルギー反応とは、ひと言でいうと「タンパク質への異常な免疫反応」です。また、アレルゲンになりやすいのは、比較的大きな分子のタンパク質です。きちんと消化されて小さくなったタンパクでは起こりにくいのです。外から物質が触れるときはほとんど消化されておらず、大きいタンパク分子として触れてくるのでアレルゲンになりやすいといえます。したがって、スキンケアなどを丹念にして皮膚を乾燥させないようにするなど、皮膚や気道が炎症しないようにすることはとても大切なのです。

アレルギーには「即時型」と「遅延型」がある

アレルギー反応には、「即時型」（アレルギーとなるものに触れたり、食べたりして数秒から数時間以内に症状が出るもの）と、「遅延型」（二四時間から遅いものでは数週間後に症状が出るものがある）がありますが、喘息やアトピー性皮膚炎などはこの両者がかかわっています。

即時型は、主にマスト細胞というかゆみや炎症を引き起こす物質を含んでいる顆粒をもち、IgEという抗体にアレルゲン（比較的大きいタンパク）がくっつくと顆粒から物質を出し、アレルギー反応を引き起こします。

遅延型は、免疫細胞（リンパ球等）が中心となり、IgG抗体をつくったり、好酸球やマスト細胞とともに反応を引き起こします。IgG抗体のなかには、アレルギー反応を抑制してくれるものもありますが、全身の各臓器に炎症を引き起こす原因になるものがあります。

これら即時型・遅延型によって、皮膚に炎症を起こしたとき、かゆいのを我慢できず手でかいたりするとさらに皮膚炎が悪化します。また、アレルギー反応の外界からの要因として、家のなかにいるダニ、カビ、黄色ブドウ球菌という細菌もあります。北海道を除き日本列島は高温・多湿の気候から、ダニやカビが非常に棲みやすい環境にあります。

身近にできる対策としては、皮膚のバリア機能が弱い子どもがいる場合には、絨毯《じゅうたん》や布製で毛の多いソファは避け、フローリングが望ましいでしょう。

ぬいぐるみや布団そのものにも対策が必要です。カビやダニは天日干しや乾燥機だけでは全部なくなりませんし、ダニの死骸《しがい》などは残ります。布団はしっかり干した後は掃除機などでダニの死骸などを吸い取ります。また、丸ごと洗えるコインランドリーや丸洗いしてくれるクリーニング業者を活用してもよいでしょう。空気汚染や梅雨時など、なかなか外に干せない時期や、オネショをした布団などを洗うにはとても便利です。ぬいぐるみは洗えないものは処分します。少なくともベッドに置いて寝ないようにすべきです。

健常な皮膚には抗菌ペプチドといって黄色ブドウ球菌を棲みにくくする物質がありますが、アトピー性皮膚炎の患者さんの皮膚はこのペプチドが失われ、よく黄色ブドウ球菌が棲んでいます。バリア機能が弱っている皮膚にはたくさんいます。しっかりと石鹸の泡とシャワーで洗い流し、皮膚のケアをするとよいでしょう。

これらの対策は気管支が炎症を起こしているときも同じです。ダニ、ペットのフケ、カビ対策に空気清浄機を置くことも一策ですし、「ペットは飼わない」と決断して環境を整えることも必要になります。

このように、身近にできる物理的なケアはとても大切です。こうした対策は、アトピーや喘息のある方は気をつけているし、主治医からも注意されていることでしょう。では、これら環境要因の対策をしっかりしているにもかかわらず、アトピーが一向によくならない子ども、もともと皮膚のバリア機能が弱い子どもは、いったいどのようにすればよいのでしょうか。

腸が異物を透過してしまうとアレルギーになる

アトピー、アレルギー性鼻炎、喘息のすべてに共通した病態があります。それは、腸の透過性が亢進《こうしん》していることです。このことによって身体の「免疫」が過剰に働いたり、異常な方向に働いたりしてアレルギー状態を引き起こすのです。

視点を少し変えてみましょう。東洋医学の概念に「五行」（木・火・土・金・水）というものがあり、同じ金行にある臓として「肺」、腑として「大腸」、主として「皮毛」があります。つまり、これらの器官はお互い関連しているということです。

腸の環境が悪い状態が続くと（もともとの脆弱さ、親から受け継いだ腸内細菌叢の悪環境、食事の悪さなど）、栄養を吸収する腸の絨毛《じゅうもう》と呼ばれる部分に炎症が起こります。炎症が起こると、本来の粘液や、腸内細菌叢による物理的なバリア機能が侵され、粘膜自体の網目がゆるみ、腸内の物質が簡単に血液中に移行してしまう状態になるわけです。

本来、腸のなかのものは吸収できるまで小さく分解され、必要なものだけを通すようにできています。これが「不必要なもの」「本来は血液中に入らないもの」まで通してしまうと、体内に異物が入り、アレルギー反応を起こすのです。異物とはつまり、アレルゲンとよばれる物質です。

アレルゲンは大きいタンパクがなりやすいと述べましたが、十分に消化されていない未消化物も（消化されたものより）分子量が大きく、アレルゲンとなりやすいのです。このように、腸の状態によって未消化物が多かったり酵素不足であったりすると、アレルギーを引き起こしやすいことになります。

たとえ家族歴がなくても、母親の妊娠中の食事が悪いと、腸の環境も悪くなって炎症を起こし、腸の透過性が亢進した状態になって体内にアレルゲンが入ってきます。そうすると、赤ちゃんの未発達の腸に異物が入り込み、アレルギー体質をつくりだしている可能性があります。

このように、遺伝因子だと思っていたアレルギーも、食事や妊娠中のストレスなどによる腸の環境の悪さが原因となっているものもかなり多いということです。

「抗菌」ばかりしていると免疫力が弱くなってしまう

ところで、「免疫」とは何でしょうか？

詳しくは第4章で述べますが、簡単に説明すると、「自分」と「自分でないもの」を見分けるシステムのことです。つまり、「自分」は身体のなかに存在しているいろいろな細胞や組織なども含め、当然、攻撃すべきではないものです。「自分でないもの」が身体のなかに入ってきたら困るので、外に出そうとします。そのために、「自分でないもの」を認識して攻撃したり、逆に「自分でないもの」から攻撃されたときに防御したりする機能もあるわけです。

たとえば、アトピー性皮膚炎の免疫反応は、免疫機能が異常に反応し、皮膚の外皮が自分のものなのに自分でないものと認識して攻撃してしまい、炎症を起こしている状態です。そして外皮の重要な役割であるバリア機能を低下させ、さらに外からの付着でアレルギーになるという悪循環に陥ってしまうわけです。

本来、免疫力とは、自分を守る力なのです。お腹のなかの赤ちゃんは、お母さんにとっては物理的には異物です。ですから、強い免疫力をもっていると、お互いが反応を起こしてしまって、お母さんの身体から出そうとしてしまいます。赤ちゃんがお母さんのお腹にとどまって成育していくためには、赤ちゃんが強い免疫力をもっていると、逆に困るのです。

そのために、胎児は免疫力がとても未熟で、母体に抑制されている状態です。ですから、生まれたての赤ちゃんはウイルスなどの感染に対抗するための免疫グロブリンなどをつくる能力が乏しく、感染に対してとても弱いのです。

その後、徐々に免疫力がついてくるのですが、大人と同じような状態になるのには五歳〜一五歳くらいまでかかるとされています。それまでは、外敵であるウイルスなどから身を守るために、お母さんから免疫力となるものをもらう必要があるのです。

さらに自力で免疫力をつけて発達するためには、お母さんからもらう以外に大切なものがあります。それは生まれたあとの周りの環境です。部屋のなかの空気や床、お母さんのおっぱいの皮膚や兄弟姉妹の手からの細菌やウイルスなどが必要なのです。

不思議な感じがすると思います。赤ちゃんは感染に弱いのに、バイキンといわれるような細菌などが必要だというのは……。

しかし必要なのです。自分以外の異物に触れることで、細菌やウイルスを少しずつ体内に入れて刺激し、免疫に必要な細胞を徐々に訓練していくことによって子どもは成長し、力をつけていくのです。そして、小さな感染は繰り返しますが、大病をしなくてすみ、いざというときには身体を守れる状態になるのです。つまり、環境に適応するということです。

私たち人間は、食生活や外部の細菌やウイルスなどの環境に慣れ、そして適応することで生命活動を維持していけるのです。

今のように、何でも抗菌、殺菌と抗生剤の塗ったものを使い、汚いといわれる公共物に触らず、もしくはアルコール消毒をして清潔にしていると、小さい感染を繰り返したり、免疫の細胞を刺激したりする機会を失います。そして、いきなりインフルエンザなどの強いウイルスに感染すると、状態がかなり悪化して、重症化したり、脳症を引き起こしたりするのです。

同じ環境に病原菌やウイルスがあっても、それに感染するかどうかは免疫力次第なのです。抗菌、殺菌を続けていくと、子どもも大人も免疫力が弱くなってしまいます。

バクテリアやウイルスに触れさせて免疫力を高める

成長や発達過程、とくに胎児がお腹のなかにいるときのお母さんの食事や、生まれて間もない頃の食事や環境が悪いと免疫異常を起こし、子どものアトピー性皮膚炎が増えたり、感染しやすくなったり、新生児の合併症である壊死性腸炎が起こったりします。しかし、これらの病態は何歳からでも改善することができます。

まず、食生活や環境を変えることです。バイキンがうつるからといって、あまり過敏な消毒や強い洗剤で必死に洗う必要はありません。むしろ軽い感染を繰り返して、免疫力をだんだん獲得していくのです。

年齢に沿って軽い感染症にかかっておくことも大切です。幼稚園や保育園に通い始めたら、感染を繰り返すのは当たり前です。そのとき、解熱鎮痛薬などで熱を下げて幼稚園や保育園に無理に行かせたりしないほうがよいのです。

風邪を引いた場合は十分に休ませ、消化のよいものを食べさせることです。こうするだけでも、病気に進展することをもっと防げるでしょう。そのうち、きちんと免疫力が発達すれば、簡単には感染しなくなります。

もちろん、例外もたくさんあります。寄生虫や強力な感染力、病原力のあるバクテリアやウイルスに感染してしまったり、遺伝的にアレルギー体質がある場合など、防ぎきれないものもあります。しかし、その経過も含めてきちんと情報を知っておくことで、軽いもので終わったり、かゆみが防げたり、アレルギーになってしまうことを防げたりするのです。

三歳までの食生活でアレルギーを予防

小児喘息の子どもが多くなっていますが、小学校高学年生から中学生くらいで自然に発作が起こらなくなるケースもよくあります。免疫力が整い、過敏な反応を起こしたり、異常な反応を起こさなくなったからです。しかし、ステロイドや抗生剤の乱用で、成人になっても症状が続くことも多くなっています。小児期につらい思いをさせたくありませんし、予防することができればそれに越したことはありません。

そのためには、やはり腸の健康が大切です。まず、腸の炎症を起こしにくくすることです。また、アレルギーを起こしやすい食事を避けることです。赤ちゃんの腸内細菌の状態を決めるのは、最初に母親の産道に触れ、それから母親の皮膚などの常在細菌叢に触れるときです。ですから、母親の腸内環境を整え、安易に抗生剤を使わないようにすることは赤ちゃんの健康にとっても重要なのです。

赤ちゃんの腸の上皮は、必要とする抗体や栄養を吸収できるように、母乳からタンパク質などをそのまま取り込むことができるようになっています。自分で免疫抗体などをつくる能力が少ない分、便宜上、未発達のままなのです。したがって、とくに消化器が未発達である三歳までの食生活が重要です。

消化器は三歳時より一歳時、一歳時より赤ちゃんのとき、赤ちゃんのときよりさらに胎児のときのほうが未熟です。つまり、妊娠している母親の食事がとても重要だということです。

三歳になれば、この腸の上皮どうしの結合が強まります。それまでは未熟な上皮のため感受性が強く、必要以上に炎症を引き起こしてしまうことがあります。

これらの予防策として、まず、妊娠中は特定の食べ物だけを摂り過ぎることがないようにしてください。また、母親にアレルゲンとなるものは、母親の腸を通して、血液中に入ることになるので当然避けてください。とくにお母さんでアレルギーがある場合は食生活がとても大切になります。そして、できれば母乳で育ててください。

授乳中の母親の食事と三歳までに与える食事も重要

子どものアレルギーを防ぐ意味でも、授乳中の母親の食事や三歳までの食事がとくに重要であることは第1章で述べました。

母親がケーキや肉ばかりを食べていると、赤ちゃんに母乳を通じてアレルゲンが伝わることになります。とくにアレルゲンとなりやすい牛乳、卵、ピーナツ、大豆、魚、貝、柑橘類《かんきつるい》、小麦、牛肉、鶏肉、チョコレートなどを繰り返し摂らない、できれば避けるほうが賢明です。

また、上のお子さんにアレルギーが出るとわかっている食べ物を避けることも有効です。その他、アレルギーの素因がある子どもや、子どもをアレルギー体質にさせないために注意しておきたいことがあります。

①すでにわかっているアレルギー物質がある場合は、除去してください。上の子でアレルギー物質がはっきりしている場合は、それらの食物は避けたほうが無難です（ただし、除去するものの種類が多い場合は、栄養不良になる可能性もあります。また、それが気になり過ぎてノイローゼにもなりかねません。このような場合は、専門の医師に相談し、特定のもの以外は外からのケアなどで補うなど、その子どもに合ったやり方を見つけてください）。
②三歳まで、できればそれ以降も、スナック菓子や砂糖菓子などは腸の炎症を起こしやすいのでやめてください。
③市販のジュースは加熱してあり、砂糖水のようなものです。腸の悪玉菌や酵母菌を増やしてしまいます。
④離乳食が始まっても、アレルゲンとなりやすいものは一八か月以降までは避けてください。三歳までは注意深く少しずつあげるようにしてください。
⑤ピーナツやソバなどは重症のアレルギーとなりやすいので、三歳までは避けるほうが無難です。
⑥新しい食べ物を与えるときは、ひとつの種類からにしてください。反応がわかりやすく、どの食べ物がだめなのかがわかるからです。
⑦子どもの体調が悪いとき（風邪を引いているとき、下痢や感染症にかかっているとき）には、

食べさせたことのない食べ物をあげないでください。それから、食欲がないからと、アイスクリームなどを与えるのはもってのほかです。アレルゲンになりやすいうえに腸を冷やして白血球の働きを低下させ、腸内細菌叢を悪玉菌に傾けてしまう要因になります。

⑧食事制限がとてもつらいと感じるときには、子どもの食事をゆるめるより母親の食事を何日かに一度ゆるめてください。

⑨授乳がつらくなったときは、授乳をやめるよりも母親の食事制限をやめて、授乳は続けてください。母乳には、よい成分がたくさん含まれていますから。

「回転食」が子どものアレルギーを起こりにくくする

さきほどから、同じ食べ物を繰り返し食べさせないでください、と述べていますが、具体的にどうすることが大切かというと、同一食品を一定の間隔をあけて与えることです。

その目的は三つあります。

- 新しいアレルゲンを増やさないため
- アレルゲンの発見を簡単にするため
- アレルゲンを克服するため

一度アレルゲンになったとしても、しばらくの間除去するとだんだん食べられるようになります。しかし、再び毎日のように摂り続けると再発します。どの程度の期間あけるかというと、四日間ほどあけることが望ましいでしょう。難しいと思ったり、ややこしくてできないと思うならば、せめて毎日食べ続けることをしないようにしてください。中三日あければ、摂った素材の九〇％以上が体内から排出されるといわれているからです。当然、便秘しないことやしっかり排尿できること、汗をきちんとかくことも、それらの排出を促進します。

たとえば、同じ野菜でも次のようにして間隔をあけて食べるようにするのです。

一日目	二日目	三日目	四日目	五日目	六日目	七日目	八日目	九日目
白菜	大根	カブ	小松菜	白菜	大根	カブ	小松菜	白菜

2　遅延型アレルギーは腸を元気にすれば改善する

身近にある原因となっている物質を除去して、食生活や生活環境を変えればアレルギーはかなり改善していきます。ハウスダスト（ホコリ、ダニ、カビ）をなくし、腸がよくなる食べ物にしていくだけで、一か月ぐらいで完治または大幅に改善していくのです。

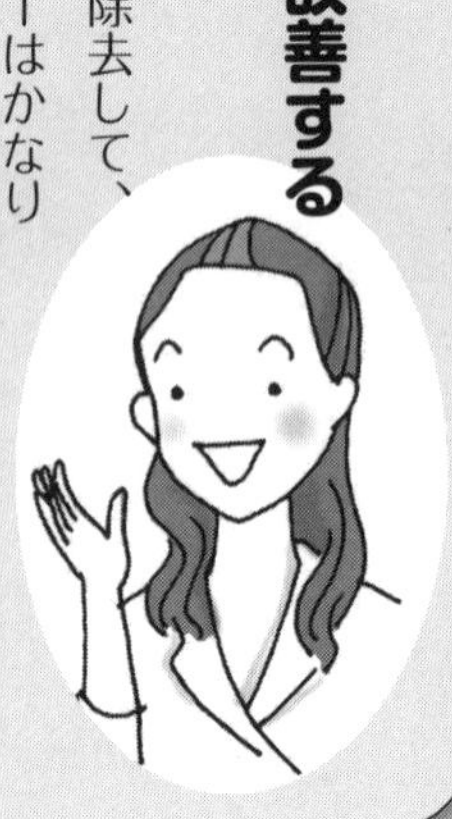

原因がわからないアレルギーは「遅延型」かもしれない

遅延型アレルギーについて、もう少し詳しくみていきたいと思います。

人のアレルギー反応には四つのタイプ（Ⅰ～Ⅳ型）があります。これらのタイプによって、アトピー性皮膚炎やアレルギー性鼻炎、じん麻疹やアナフィラキシーショック、膠原病《こうげんびょう》や関節炎など、疾患が異なってきます。

一般の病院に行くと、アレルギーの検査をしてくれることがあります。食物アレルギーが疑われる場合は、牛乳、卵（卵黄・卵白）、ピーナツ、ソバ、小麦、米に加えて青魚や鶏肉など、疑わしいものを指定して検査します。

これらは、ＩｇＥ型アレルギーという「即時型アレルギー（Ⅰ型）」のタイプです。

即時型は、口にして数秒から数時間以内にじん麻疹やアナフィラキシーショック、喘息発作などを誘発するため、原因がわかりやすいアレルギーです。また重篤になりやすく、アレルゲンを微量でも摂ってしまうと危険です。ショック死するケースもあるのです。

ただし、検査では陽性に出るけれども、食べても何も症状が出ないもの、逆に症状が出ていると思っていたのに、ＩｇＥが陽性に出ない場合があります。検査が陽性、症状も陽性のものはもちろん食べないほうがよいのですが、検査が陽性でも症状が出ないものはどうでしょう。

医者は「あまり気にしないように」と伝えるかもしれませんが、そのような子どもは、症状が軽くて認識しづらい場合もあり、また症状が顕在化するまでに数か月から数年かかることもあります。

このように、徐々にアレルギー反応を示すようになるということも研究でわかってきています。ですから、検査で陽性が出た場合は、原因物質はできるだけ除去したほうがよいでしょう。

しかし、その原因物質の数が多ければ食べるものがなく、栄養不足が心配です。そのときは、このなかで明らかに症状があるものだけを除去して、外からのケア（スキンケアやホコリ対策など）をしっかりしていきましょう。健康を害している可能性のある潜在的な食物アレルギーを特定することは、アレルギー疾患をもっている患者さんにとって重要なことです。

遅延型アレルギーは自閉症やリウマチにも関係する

一方、病院で血液検査をしても何の異常もなく、結局、原因がわからないとされたけれども、やはり食べ物が原因という場合があります。食物アレルギー症状が劇的にではなく、数時間から数日間、あるいは数週間経って起こるものがあります。

それが「遅延型アレルギー反応（IgG、IgA）」（※一般的なアレルギーととらえると誤解してしまうかもしれませんが、別の言葉でいうと食物不耐症。その食べ物が身体に向いていないということ）というものです。このタイプのアレルギーは、アトピーをはじめ、さまざまなアレルギー疾患に関連しています。

食物アレルギーは、食物に含まれるタンパク質に対する免疫反応のことです。このタイプのアレルギーは、免疫反応で異物と認識したタンパク質を身体から排除するために抗体が産生されます。これがＩｇＧやＩｇＡというものです。

特定の状況で免疫システムが過度に働き、これらの抗体をつくり過ぎ、多くなり過ぎると過敏反応が起こり、身体のあらゆる部位に過度の炎症や症状が発生します。そして、この抗体はＩｇＥと違い長く身体のなかに存在し、さらにアレルギーと気づかずに摂り続けるため、長期的に身体に悪い影響を及ぼすのです。

たとえば、牛乳タンパク質であるカゼインに対するＩｇＧ抗体は、この遅延型アレルギー反応を引き起こし、アトピー性皮膚炎の原因になったり、自閉症やリウマチなどの自己免疫疾患と関連していたりする、ということがわかっています。

一般の病院や医師は、アレルギー疾患の患者さんへの食事は、ＩｇＥ型の食べ物を避ける以外に、食事の大切さにはあまり触れません。どういう薬を使うかということくらいしか治療としては行わないことが多いのです。

一方、統合医療や自然医療を行っている医師や民間療法のアドバイザーが、アレルギー疾患をもつ患者さんに食事療法を指導していることがあります。それらの指導内容は、牛乳、卵、肉などの動物性タンパク質、砂糖菓子、酸化した油を避ける、などです。確かにそれによって症状が軽快していく場合もあります。データ上でアレルギー疾患をもつ人で牛乳や卵に対して遅延型アレルギーの陽性率が実際に高いのです。そのためにうまくいっているのかもしれません。ただ、すべての動物性タンパク質を避けると、育ち盛りの子どもを栄養不足にしてしまう可能性も出てきます。なかには玄米菜食にこだわるあまり、必要な栄養がとれずに、発達障害やくる病などを引き起こすこともあります。

このようなことを避けるため、また症状の緩和には、原因物質をピンポイントで解明できるのがいちばんよいのです。そして、腸の環境を整えるために、規則正しく、きちんと食事をとっていくことを同時に行うことが重要となります。

具体的にどのようなものにアレルギーがあるかを知るためには、「遅延型アレルギー検査」があります（※自費検査になりますが三万円前後）。

ただ、その検査を受けられない、もしくはそこまでしたくないと思うなら、疑わしいと思う食物を二週間単位で除去していくという方法もあります。

除去して症状が改善するのであれば、その食べ物に対するアレルギーをもっている可能性が高いといえます。アレルギーの原因はひとつとは限りません。除去して改善できるものはすべて除去していくのが理想です。それを半年ほど行い、症状が完全に改善したら、次のステップとして、これは医師と相談のうえ行うことが望ましいのですが、アレルギーの原因となる食べ物を徐々に与えていきます。ただし、遅延型とは違い、即時型のアレルギーの場合、激しい症状が出ることがあるのでこの方法は行えません。あくまでも遅延型のアレルギーの場合です。

遅延型アレルギーに関連していると考えられる症状

〈消化器系〉

腹部の痙攣、腹痛、肛門掻痒、アフタ性潰瘍、口臭、おくび、食後のお腹の張り、はきけ、嘔吐、ゲップ、乳児疝痛、過敏性腸症候群、口のかゆみ、舌苔、大腸炎、便秘、下痢、クローン病、発育障害、粘液便、潰瘍性大腸炎、未消化便

〈神経系〉

攻撃的行動、精神錯乱、空想傾向、集中力欠如、切れやすい、学習障害、無気力、無関心、無感情、うつ病、情緒不安定、どもり、不眠症、頭痛

〈筋肉骨格系〉

関節炎、関節痛、成長痛、関節リュウマチ、線維筋痛症

〈泌尿生殖器系〉

夜尿症、頻尿、おりもの、膣のかゆみ、月経前症候群

〈呼吸器系〉

喘息、鼻水、鼻づまり、嗄声、持続的に鼻をほじる

〈皮膚〉

アトピー性皮膚炎、慢性蕁麻疹、湿疹、乾癬、眼の下のくま、乾燥肌、もろい爪や髪、ふけ、にきび

〈耳、眼〉

視力低下、耳鳴り、耳閉感、眼のかゆみ、再発性耳感染症、メニエル

〈その他〉

過食症、慢性疲労、食後の過度の眠気、肥満、むくみ、歯ぎしりなど

なお、I型アレルギーの場合は、医師の厳密な管理下で行う必要があります。

善玉菌を増やし、ストレスを減らし、腸の動きをよくして、野菜をたっぷり摂り、食物線維やビタミン・ミネラル、酵素を摂ることによって残留物を減らし、腸の炎症を改善すると、遅延型アレルギーはかなり減らすことができます。

遅延型アレルギーにとくに多いのが「卵」と「牛乳」

二人の女児の例を示しておきます。

遅延型のアレルギーがあるかを検査したところ、即時型には何も反応が出ないのに、遅延型には卵や乳製品にアレルギーがみられました。特段アトピー性皮膚炎があるわけでも学習障害があるわけでもありませんでした。

一一歳の女児の場合（図のA・B）は、自宅での姿勢は悪いけれども、学校では逆にほめられるほど姿勢には問題ありませんでした。家ではきっと甘えているのだと思っていました。

ただ、体質的にはとても疲れやすく、プールから帰ってきた日はすぐ眠くなっていました。これは、プールに行ったのだから当然だと思っていました。そして除去食をしてみると、二週間ほど経つとだんだん姿勢がよくなり、ひと月ほど経つとあまり疲れたといわなくなりました。

図のAをみると、小麦にアレルギー反応が出ています。除去後（B・半年後）には非常に低くなっています。注目すべきは、他の野菜や蜂蜜、ゴマ、アーモンドなど、以前は反応していた食べ物に対して、除去をしなくても反応しなくなっていることです。これは、リーキーガット症候群が改善していることを意味しています。

遅延型アレルギー結果（11歳女児）除去前と除去後

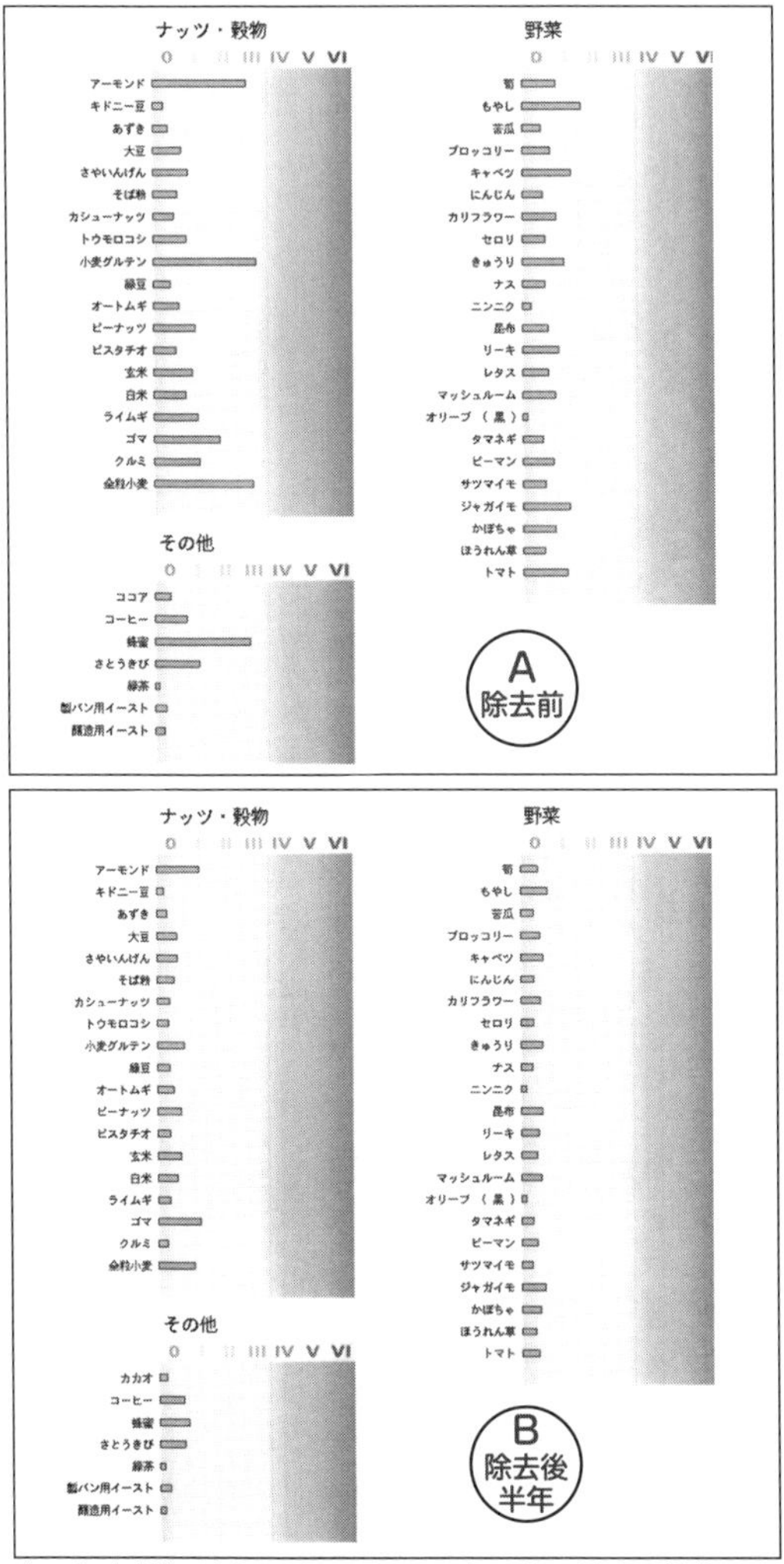

《11歳女児》反応が強いほどその食べ物に対する抗体が多いことを示しています。（反応はクラス0～Ⅵで示され、Ⅲ以上になると除去が望ましい）

遅延型アレルギー結果（8歳女児）除去前と除去後

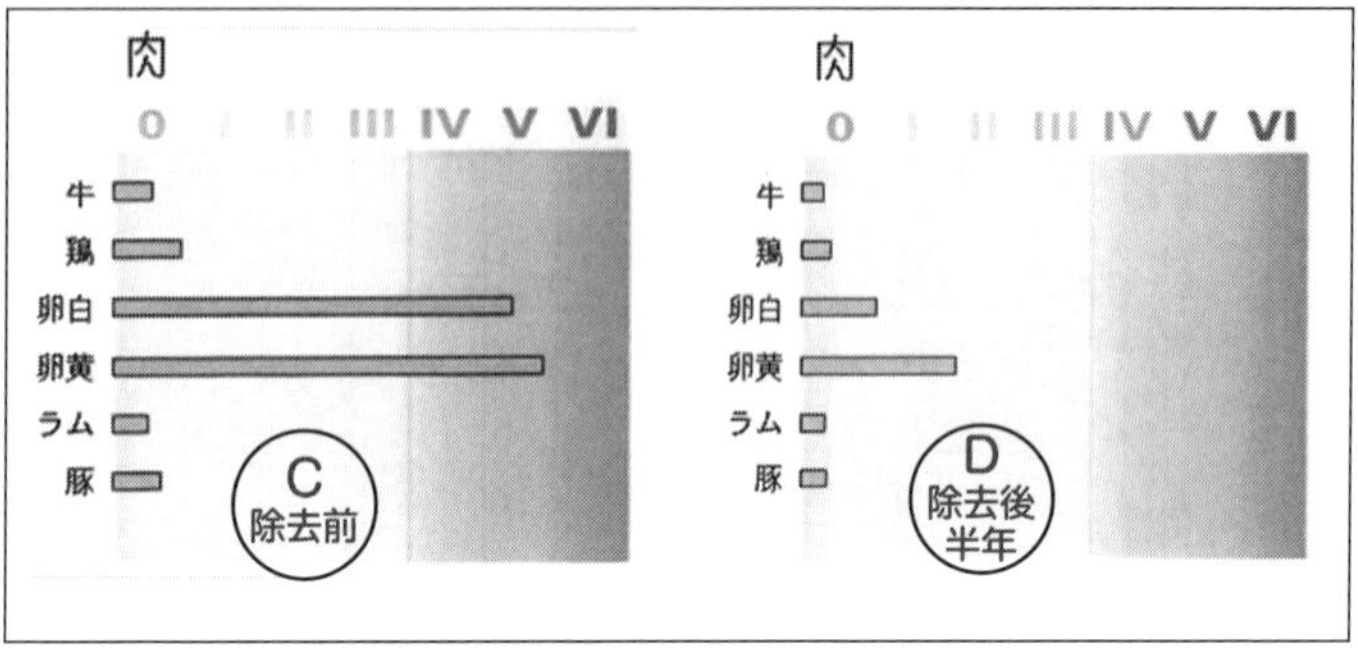

八歳の女児の場合（図のC・D）は、冬になると乾燥肌と、鼻風邪を引きやすい傾向がありました。この検査をする直前の冬はとくにひどく、少し疲れやすいといった症状が見られました。アレルギーの反応があった食品を除去すると、四日で乾燥肌、かゆみ、鼻風邪は終止符を打ちました。その後、二週間ほどで運動会の練習で走っても疲れなくなりました。

図は除去食前と半年後の検査結果（検査表の一部）です。反応が全部消えているわけではありませんが、かなり改善していることがわかります。卵に対してクラスVと非常に強かった反応が、半年間でⅠ～Ⅱと低い反応になっています（図のD）。

当院で遅延型アレルギー検査を受けた人のうち、卵で八割、牛乳で七割の人にⅢ以上の反応が出ていました。何が原因かわからない場合は、最初に試してみるのは、卵や牛乳をやめてみることです。すぐに症状が改善するかもしれません。

身近な生活環境を変えてみる

子どものアレルギーに対しては、まず外の環境を改善していくことも大切です。

- 赤ちゃんのときには、毛の長いペットは飼わないようにしてください。
- ほこりやダニの発生を促すようなカーペットよりも床のほうがよいでしょう。カビが発生しやすい状況も避けてください。
- 外気浴のとき、大気汚染にさらすのを避けてください。
- 抗生剤の使用を避けてください。腸内細菌叢の発育に大きな悪影響があるからです。外科手術も先延ばしにできるのなら一歳以降に延ばしてもらってください。痛みを感じにくいとかトラウマになりにくいから、赤ちゃんのときにやってしまったほうがよいという意見がありますが、未熟な状態で抗生剤を使うことの怖さをきちんと知っておく必要があります。

アレルギー対策について、これまで筆者が述べてきたことをすべて完璧にしなければならない、というわけではありません。

しかし、こういった情報を少し知っているだけでも、「何でも食べさせないといけないから子どもがいやがっても食べさせる」といった情報に疑問をもつようになり、そのとおりにしないだけでも結果がずいぶんと違ってきます。そして、動物性タンパク質を早く食べさせなければ大きくなれない、といった間違った情報に振り回されずに子育てができるようになるのです。

食生活を改善して腸を元気にすればアレルギーはかなり改善すること、年齢とともに免疫力がついて自然に治ることなどを知っておくことです。

そして、何よりもお母さんの精神状態を良好に保つことがとても重要です。母親がイライラしていてストレスフルな状態のときに子どものアトピーが悪化すること、逆に、母親の精神的な安定がアトピーの状態を改善することはよく知られています。また、嫌いな人がそばを通っただけでじん麻疹が出たり、アレルギーを起こすことがわかっている食物や嫌いな食べ物を見ただけで、じん麻疹や喘息が出る場合があることも知られています。

アレルギーを悲しいこととととらえずに、いらないものを摂らなくてもよい病気、このおかげで家族全員が食事に対する関心をもち、健康に気をつけることの大切さを知った、というように前向きにとらえてください。

アレルギーは、気持ちの問題がとても影響している病気でもあります。

本当に必要なときには薬も使いながら、体質改善をのんびりと行うことが重要だと思ってください。食事や自然治癒にこだわり過ぎてアトピーなどが悪化した場合（アトピーの原因は食事だけでもないからです。季節の変わり目や花粉やほこりなども原因となりえます）も、ステロイドを絶対使いたくないないなどといって頑張り過ぎると、新たなアレルギーをつくり感染症を起こしたりして、全身に炎症が出るなど激しい反応になってしまいます。

アレルギー対策は食事や薬だけでなく、スキンケアもよいでしょう。表皮にいる黄色ブドウ球菌や古い角質を石けんの泡でしっかり洗い流し、よく保湿することでも症状は軽減できるものです。

腸の炎症や透過性を正常化して、内臓や皮膚の修復を行うには時間がかかります。その期間は、短期的に悪循環をおさえることも時には必要なのです。私も必要なときにはステロイドを短期的に使い、状態を見て迅速に減量していきます。そして同時に、適切な食事や乳酸菌、酵素などのサプリメントを摂ってもらい、腸の修復を行ってもらいます。症状が悪化するリスクがあるときは、「治すためには好転反応が必要」などということにこだわらず、薬をうまく使い、心も身体もいたわりながら、上手にバランスをとることはとても大切だと考えます。

たとえば、全身が真っ赤になっている皮膚炎には、ステロイド等の必要な塗布剤を二週間ぐらいたっぷり塗り、同時に酵素食を中心とした食事療法を行い、その後、段階的にステロイドの離脱を行えば、一か月から二か月でほぼステロイドも使用せず、ときどき局所に少量塗るだけですむ程度の炎症に治まることはよくあります。その後はしっかり保湿して、最初の食事指導は厳密に行うのですが、長期的には、遅延型アレルギー検査などを行い、アレルギーになる食品をピンポイントで除去すれば栄養不良にもなりません。

【症　例】

●六歳女児。いつも鼻をぐずぐずさせ、首・肘・膝裏にアトピー性皮膚炎がありました。即時型・遅延型ともに卵・牛乳・小麦にアレルギーがありました。除去食を指示し、一年後に来院したときにはきれいな皮膚になっていました。ステロイドは使用していません。

●一五歳男児。母親の願望もありステロイドを拒否していました。どんどん悪化し、全身真っ赤な状態で来院したアトピー性皮膚炎。炎症の悪循環を絶つためにステロイドを二週間塗布して、食物アレルギーを除去したところ、一か月半でステロイドは完全に離脱でき、三か月では皮膚はきれいなままで、新たな皮膚炎も発症しませんでした。

第4章

免疫力を高める腸内細菌と酵素

1　健全な腸内細菌叢《さいきんそう》が感染症から守ってくれる

腸内には一〇〇兆個もの細菌が棲んでいます。人間の全細胞数六〇兆個よりも多いのです。全身では約一〇〇〇兆個もの細菌がいます。つまり、人間の身体は、全身いたるところ細菌で覆われているのです。これらの細菌によって、外部からのさまざまな病原菌やウイルスからの感染を防いでいるのです。

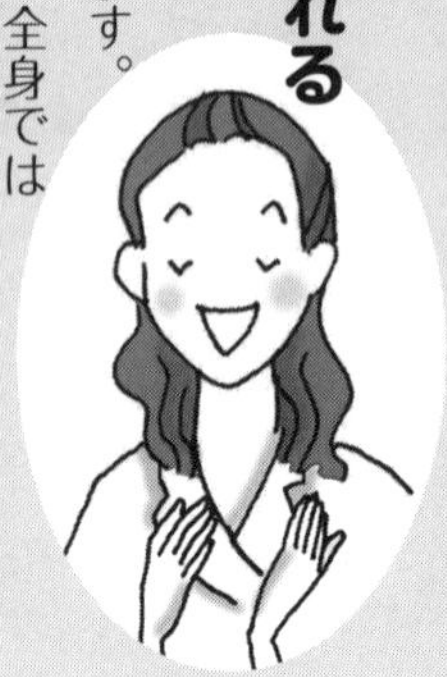

腸と腸内細菌が身体を守っている

腸は、口から入った食物を分解して、栄養を吸収し、不要なものは排出するという働きをしています。また近年、免疫力とも関係していることが注目され、免疫の八〇％は腸内に存在していることや、さまざまな疾患との関連性も研究され報告されています。

私たちの腸内には、身体を構成する全細胞の数（約六〇兆個）よりも多い腸内細菌という細菌たちがいて（約一〇〇兆個）、ビタミンやミネラル、酵素、ホルモンをつくってくれています。そして、消化されたものは腸の血管から吸収され、肝臓に入りますが、腸の粘膜には酵素や粘液が分泌されていて、これらは身体のなかに不要な物質を入れないようにしたり、毒物を分解したり、有害な細菌の増殖を抑えたりしてくれているのです。

つくられるホルモンには精神にかかわるものも含まれています。代表的なものとしては、セロトニンといわれる睡眠や気分にかかわるものがあります。

この腸の世界はとても微妙なバランスで私たちの健康を保っています。しかし、生まれて間もない子どもたちの腸は未熟です。食べ物、周りの環境などで日々変化していくのです。腸の健康を保ち、有害物質を通さないようにする、発生させないようにすることが、子どもの病気の予防のうえでとても大切なことです。

現代社会をみてみると、加工食品が蔓延しており、公害の問題もあり、また自然界に存在する有毒細菌などを意図せずに口にすることも十分ありえます。しかし、意識して食事に気をつけることで、腸の健康を応援することができるのです。

善玉菌と悪玉菌のバランスが重要

人間は、常に微生物（細菌、ウイルス、カビなど）とともに生活しています。腸にはたくさんの善玉菌、悪玉菌がいます。そのほか、口のなかにも皮膚の上にも膣《ちつ》のなかにも、外界に面しているところ（消化器系、呼吸器系、生殖器系も外）には、各部位で特徴のある多数の細菌が棲みついた常在菌叢《そう》というものが存在します。

そのなかにはカンジダとよばれるカビもいます。ですから、少量のカンジダや有害な細菌をもつことはある意味正常なことです。これらは外からのより悪い菌から守ってくれている役割も果たしているのです。

ただ、何らかの理由で身体と常在菌との平衡《へいこう》関係が乱れると善玉菌が減り、これまで影をひそめていたカビや有害な細菌が勢いを増してきて、悪さをしてしまいます。自分のもっている遺伝子情報に加えて、これらの菌叢がどのような顔をしているのかが、人間の健康状態に大きくかかわってきます。

一般的に腸内細菌は、善玉菌三、悪玉菌一、日和見菌《ひよりみきん》六の割合で分布しているといわれていますが、このバランスがくずれると、たとえば善玉菌が減って悪玉菌が優位になると、日和見菌が悪玉菌のほうを味方して悪さをするのです。

悪玉菌やカビを増やす原因をあげてみましょう。

砂糖と冷たい食べ物

子どもの食べ物でとくに気をつけてほしいのは砂糖です。私たち日本人は、よく塩分の摂取量を気にしますが、砂糖の害の大きさに気がついていません。

じつは私たちは毎日、塩の十倍以上の量の砂糖を摂っています。砂糖は酵素を阻害し、悪い細菌やカビのエサになります。つまり、カビの格好の棲み家になってしまうのです。また細胞どうしの粘着性を増し、血流を悪化させます。そのため、さまざまな部位の凝《こ》りや血流障害を起こします。いわゆるドロドロの血液といわれるものです。また、血液を酸性化してしまいます。砂糖には中毒性もあり、血糖値の不安定を引き起こし、自律神経のバランスを悪くして、免疫力を弱めます。

免疫に必要なリンパ球などの白血球や、消化に必要な酵素には、働きやすくなる温度があります。冷たいものは白血球の働きを低下させ、本来の細菌を食べるという機能も低下させます。そのため、悪い菌が増殖しやすいのです。

冷たくて甘いもの、アイスクリームなどはカビや悪玉菌を増やしてしまいます。つまり、消化酵素の働きを低下させ、不消化物をつくるうえに、腸内細菌叢が悪くなってしまうのです。

このように、食事の影響から、自分がもっている微生物をコントロールできなくなることがあるのです。

アイスクリームにかき氷、冷たいジュースに冷えたスイカ、飲み物であれば何にでも氷を入れてしまうのも要注意です。また、腸に異常があって鉄の吸収がよくない場合などは、氷をそのまま食べたくなったり、偏食をする傾向があります。身体に潜んでいる栄養不足があるかもしれません。

抗生剤

抗生剤は細菌を殺す薬です。腸内やさまざまな場所の細菌を減らします。当然、善玉菌も同様に減ってしまいます。カビには抗生剤は効きませんので、善玉菌によるコントロールが不能となって増殖を始めてしまいます。するとガスが発生してお腹が張ったり、食物アレルギーの悪化、便秘や下痢、ひどくなれば全身にカンジダ症を起こしたりすることになります。

とくに出生から間もない時期は、腸内細菌叢をどういう構成に決定するかという大事なときです。ですから、抗生剤の投与は大きな影響を与えます。出産後、むやみに抗生剤を与えるのは問題です。

また、本来、赤ちゃんは母親の産道を通ることによって腸内細菌叢の元ができるのですが、帝王切開ではそこを通らないため、細菌叢がうまくつくられません。さらに、母親が抗生剤を服用することによる母乳からの悪影響も考えられます。

その後も、抗生剤は本当に必要かどうかの判断が常に求められます。抗生剤は、投与してから一～二か月後に腸に影響が出てくるので、長い目で見ることが必要です。基本的にはできるだけ避けることが望ましいでしょう。もちろん、やむえないときは使用すべきです。子どもの病気は変化も速いので、迅速《じんそく》な判断が必要です。ただその場合は、乳酸菌やビフィズス菌などの保護してくれる細菌（プロバイオティクスなど）を投与するようにしましょう。ただし、抗生剤と同時に与えても菌は死んでしまいますので、プロバイオティクスをやるのであれば抗生剤投与後のほうがよいでしょう。

ストレス

ストレスがかかると副腎皮質ホルモン（コルチゾル）が出てきます。そのため血糖値が上がり、免疫力が下がるので、さらにカビの増殖を促します。

便秘

カンジダが好きな環境をつくります。あらゆる病気の元です。

口呼吸

最近は口呼吸をしている子が多いようですが、口呼吸は口のなかの唾液《だえき》成分（ＩｇＡ抗体等を含む粘液）が減ること、また、扁桃《へんとう》などに潤いがなくなるため、よい菌が増えにくく、悪玉菌が増えるなどの害が出てきます。口呼吸の人はよく風邪を引きます。

O－157やインフルエンザも健康な腸なら重症化しない

不幸なことに、生肉や白菜の浅漬けなどの摂取でO－157に感染し、腎不全や溶血を起こして亡くなられる方がいます。また、つい最近まで元気だったのに、新型インフルエンザにかかって死亡したというニュースも耳にします。これらの不幸は、亡くなられた方の不運というだけではありません。その人たちの腸の状態が問題だったのです。

一九九六年、堺市の大腸菌O－157食中毒事件について、大阪府立母子健康総合医療センターが約六〇〇名の児童と親にアンケート調査をしています。それによると、同じ給食を食べたのに、日常の排便習慣が一日一回以上で、朝食後にすぐ排便する子は軽症で、便秘の子は重症化していたのです。また、食事習慣では、日本食より洋食のほうが重症化する傾向があり、赤ちゃんのころに母乳で育てられた子どものほうが、粉ミルクで育てられた子より軽くすんでいたのです。

毒性の強い菌を避けることも大切ですが、予期せぬ病原菌が侵入したときでも、良好な腸内細菌叢によって、病原菌が腸の粘膜を通過して体内に侵入するのを防ぐことが大切であることがわかります。

また、腸内細菌の量は便の量に比例します（便の約半分は死んだ腸内細菌と生きた腸内細菌です）。便の量や色、質などをみてあげることで、その子どもの腸内細菌の状態がわかるのです。

ちなみに、よい便とは、うす茶色で太く長く、固くなく軟らかくない便です。トグロを巻けるような便です。

Ｏ－１５７やインフルエンザ・ウイルス、その他の病原菌も、私たちの生活環境のそこらじゅうにあると思ったほうがよいでしょう。そこらじゅうを消毒しても、マスクをしても、手洗いをしても防ぎきれるものではありません。人間は常にこのようなリスクにさらされている存在なのです。だからこそ、さまざまな常在菌や腸内細菌をはじめとする免疫機構によって守られているのです。その機能を正常化して強化すれば、必要以上に恐れることはないのです。

2 腸――栄養吸収や免疫を左右する最も重要な臓器

「腸脳」という言葉がよく使われるようになりました。記憶や思考は頭脳によるものですが、内臓などの働きをつかさどるのは腸脳だといいます。腸は単なる消化器官ではありません。免疫や全身を調節するすごい機能をもっているのです。

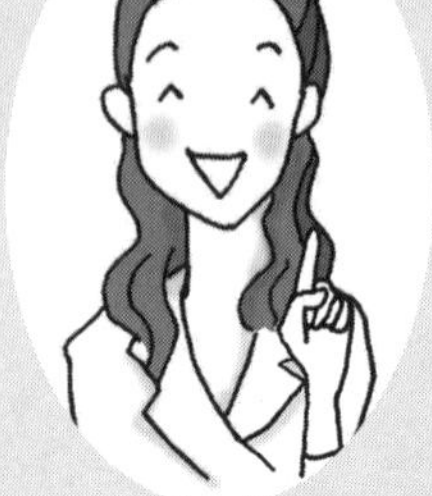

免疫の八〇%が腸に存在する

「私たちの身体は食べたものでつくられる」――この言葉を残したのは、アメリカの分子矯正医学の親であるロジャー・ウィリアム博士です。そして、さらに大切なのは、「何を食べたか」に加えて、「何を消化し、吸収したか」です。

人間を木にたとえるなら、葉は酸素と二酸化炭素の交換なので肺、幹は身体を支えるものなので骨や筋肉、樹液は血液、そして、根っこは土から栄養を吸収するので消化器官といえます。そして、土のなかにある養分が食べ物なのです。いかに頑丈な木でも、腐った土、栄養分のない土ではすぐに枯れてしまいます。

私たちが毎日動けるのは炭水化物などからのエネルギーがあるからです。筋肉や臓器はタンパク質のアミノ酸から、細胞一つひとつの膜や脳は脂肪から、そして身体の六〇〜七〇％が水からできています。それらの材料はすべて口にしたものからもらっているのです。

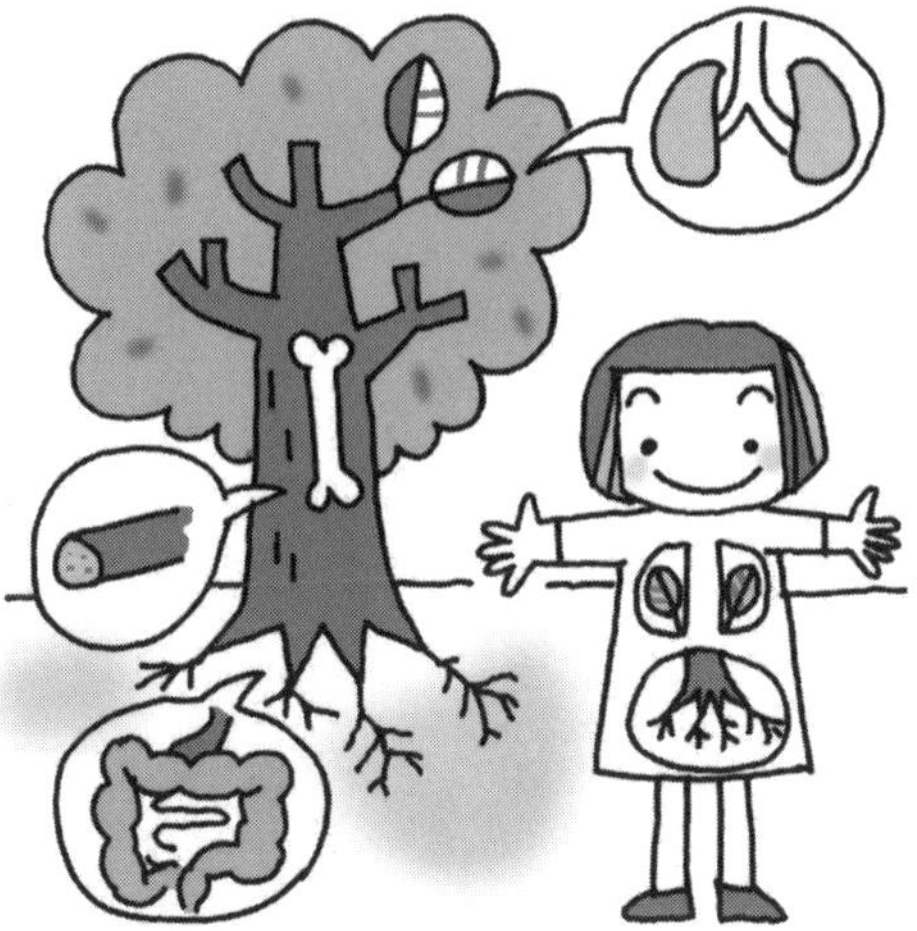

この食べたものを、身体のなかに取り込むために消化器官のなかでとくに大切な臓器が、各疾患でキーワードとして出てきた〝腸〟です。

腸は、人の臓器のなかでいちばん初めにつくられる臓器だといわれています。食物の分解・栄養吸収に加え、免疫の八〇％が腸に存在しています。人は腸がなくては生きていけません。とても大切な臓器です。

ウンチをつくってくれるところ、栄養を吸収してくれるところ、食べ物を消化してくれるところなど、読者のみなさんが知っている機能以外にも、じつはたくさんの機能をもっています。

たとえば、今最も注目されているのは、腸が免疫力を左右する場所だということです。私たちの身体が健康でいられるかどうかは、すべて免疫次第といっても過言ではないでしょう。食べ物や水のなか、あるいは呼吸で吸い込む空気中には多種多様のバクテリアやウイルスがあり、これらも同時に体内に入ってきます。そのとき、免疫機能が正常に働かなければ、これら外部から侵入したものがさまざまな悪さをして、身体のいたるところで異常反応を引き起こすのです。

消化器官の構造

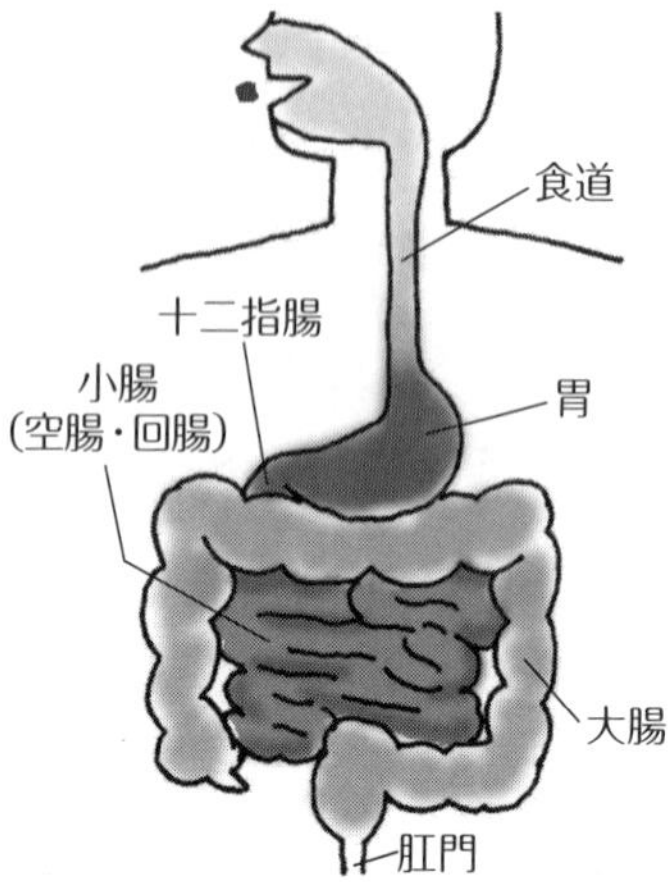

腸の役割①――バリア機能

腸には、私たちを守ってくれるバリア機能があります。「機械的」「化学的」「微生物的」な三つのバリアです。

まず機械的なバリアは、単純に外からの物質をブロックします。病原物と直接、身体のなかで触れる気管支や胃腸などから分泌される粘液、その臓器の周囲を取り囲む粘膜などがあります。このうち粘膜の働きは化学的ともいえます。粘膜には粘液があり、主な成分はムチンという粘膜の強化作用やタンパク分解酵素への耐性に役立ちます。これは腸の杯細胞からつくられます。その他の成分として抗体が含まれています。これはリンパ球からつくられます。

抗体は五つのクラスに分かれていて、「ＩｇＧ」「ＩｇＡ」「ＩｇＭ」「ＩｇＤ」「ＩｇＥ」といわれるものがあります。全身の管理をしてくれるのがＩｇＭとＩｇＧ、お母さんのおっぱいや唾液、腸などの粘液にたくさん含まれているのがＩｇＡ抗体です。これは、腸内細菌と協力し合い、反応し合うことがわかっています。ほかにＩｇＥは寄生虫から守ってくれたり、アレルギー反応を制御したりします。外からの菌に対して抗菌的な役割をしてくれる物質である抗菌ペプチドを出します。また粘液中に含まれる酵素も化学的なバリアとして働きます。

機械的なバリアの構造として、腸の粘膜自体が網目状になっています。この網目の大きさによって、「入るもの」「入らないもの」を篩《ふるい》分けしてくれるのです。腸に炎症があると、網目に粗いところができます。そうすると、本来は通さない大きさなのに、アレルゲン（アレルギーを引き起こす物質）を通してしまったり、栄養が吸収できなかったり、漏れ出たりすることがあるのです。これが本書に何度も出てきている「リーキーガット症候群」で、病名のとおり〝漏

腸のバリア機能

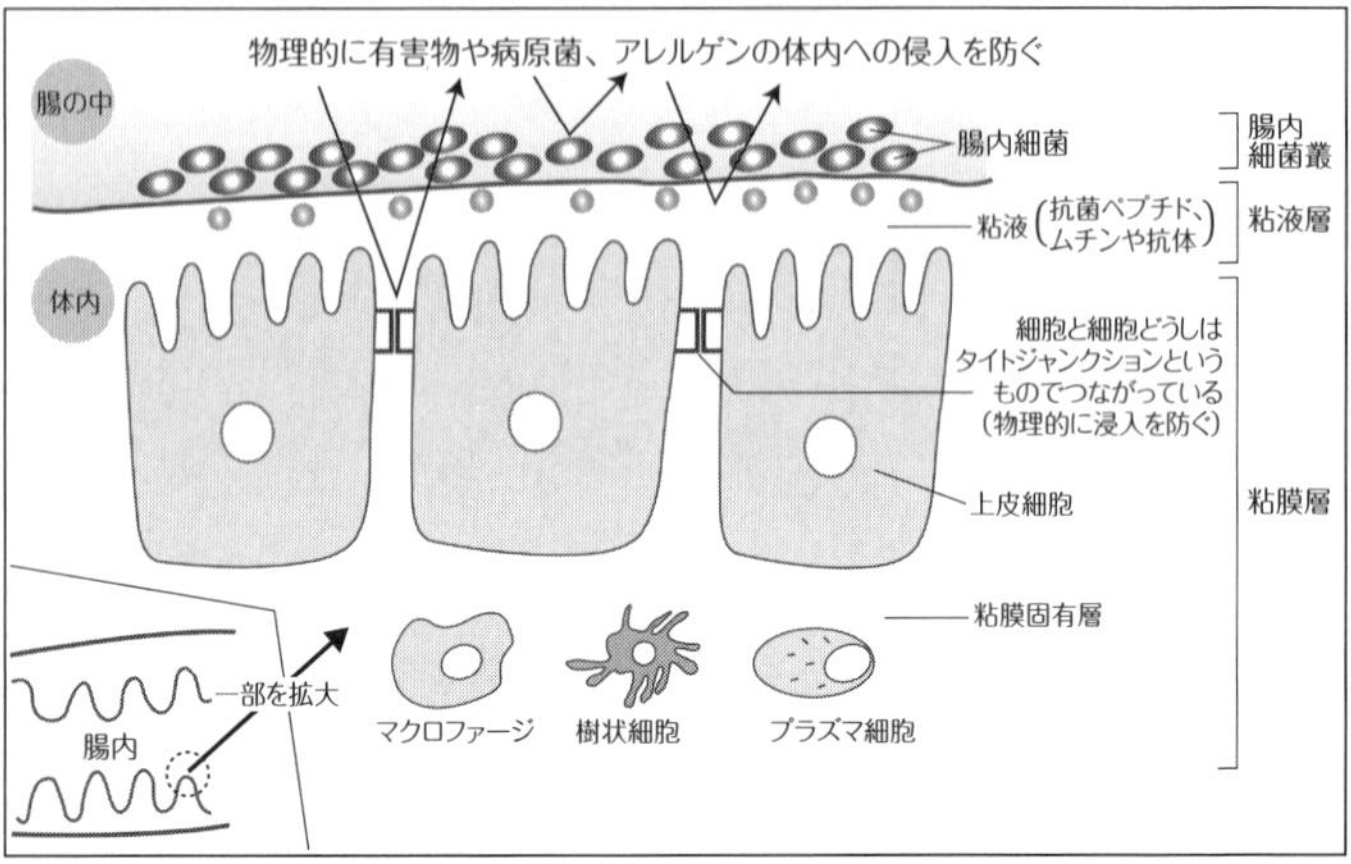

れ出る腸〟という状態になります。

微生物のバリアとは、腸内細菌のことです。腸内の微生物は私たちと共生するのに独特な生態系をもっています。バリア効果で、たとえば、よくない細菌の増殖を抑える抗菌物質を分泌したり、入ってくる微生物と競争して体内に入れにくくさせたりします。

腸の役割として、ご存じのとおり、栄養の吸収がありますが、そのほとんどは腸のうち小腸で行われます。大腸でも少し吸収しますが、主に大腸は水分を吸収してくれます。腸にたくさん不消化物（消化しきれていないもの）や粘膜に炎症があると正しい栄養吸収ができず、栄養不足になってしまうことがあり、また吸収してほしくないものまで吸収してしまいます。そして、体内に有毒な物質が入り込んでしまうのです。こうした腸の機能のなかで、いわば化学工場の熟練作業員として働いてくれるのが腸内細菌なのです。

腸の役割②――有害物質の解毒と有用物質の生成

腸は、有毒なものを解毒してくれる作用ももっています。腸の粘膜組織や腸内細菌が、体内に入ってきたカビの毒や有毒な物質を解毒してくれるのです。この解毒作用が進まないと、腸の血管やリンパ管に入り、肝臓やリンパにダメージを与えることになります。

腸と腸内細菌はバリア機能だけでなく、ビタミンB_2、B_6、B_{12}、ビオチン、パントテン酸や葉酸をつくってくれたり、女性ホルモンやセロトニンといわれる脳に影響するホルモンや酵素をつくってくれたりするのです。これまで考えられていた以上に、腸はいろいろな役割をしてくれています。

腸の役割③――腸内細菌叢の形成（善玉菌と悪玉菌のバランス）

腸内細菌はその人それぞれに菌の種類や分布が違います。この分布を腸内細菌叢といいます。腸内細菌叢には一〇〇〇種類以上の菌が一〇〇兆個もいます。人の身体をつくっている細胞は六〇兆個ですが、それよりも多いのです。

腸内細菌叢は独特の世界をもっていて、赤ちゃんが生まれてきて、どんな菌にどれだけ触れて、どんな菌が入ってきたかなどで、形や構成をどんどん変えていきます。

人の健康状態を詳しく理解するためには、自身の遺伝子だけではなく、その人がどのような菌と共存しているかを知ることが重要です。常在菌の「メタゲノム解析」といい、今注目されている研究です。アレルギー、セリアック病、胃がん、自閉症、肥満症、拒食症、クローン病、その他の炎症性腸疾患、Ⅱ型糖尿病などの患者の腸内細菌叢の変動について研究がなされていて、健常者との違いが報告されています。

以前は、生まれる直前から直後にかけて、この腸内の菌の状態を変化させていくといわれていました。しかし最近では、じつは母体のなかにいるときから腸内細菌叢の変化が始まっているという考えのほうが有力になってきています。

いずれにしても、赤ちゃんにとっての大きな腸内環境の変化のときとは、生まれるときに母親の産道の菌に触れるときで、それが初めて外部の菌に触れるときです。ですから、何度も指摘しているように、お母さんの腸の状態というのがとても大切なのです。

生まれて一～二日は大腸菌や腸球菌、ウエルシュ菌などが発生しはじめ、三～四日目で母乳をあげることで善玉菌が現れ、腸球菌、ウエルシュ菌などが一気に減り始めます。五日目以降にはビフィズス菌が圧倒的に優位になります。そして、そのあとに何をあげるか（おっぱいか、粉ミルクか）で、状態が変わります。人工ミルクで育てられている赤ちゃんの大腸菌の数は善玉菌である乳酸菌やビフィズス菌の一〇倍ほどもあるといわれています。大腸菌がすべて悪玉ではありませんが、母乳で育てられている赤ちゃんの腸内はほとんどがビフィズス菌です。赤ちゃんの最初の便は真っ黒です。そして、三～五日後に黄色く変化しはじめたときが腸内細菌との共存が始まったというサインなのです。

さて、腸には、よい菌もいれば悪い菌もいます。では、悪い菌だけを除去すればよいのでしょうか。そうではありません。実際は両方いることによって、バランスがとれているのです。

腸内細菌は、前述したようにビタミンや酵素をつくる助けをしてくれ、食べ物の消化を助けたり、栄養を上手に使ったり、きちんと吸収するための手助けや、免疫力を向上させたり、病原菌や病気のもととなるようなものから私たちを守ってくれるなどの役割をしてくれています。

善玉菌と呼ばれるものには、乳酸菌やビフィズス菌など、悪玉菌ではウエルシュ菌やクロストディジュウムなどがあります。そのほかにもたくさんの種類の細菌がありますが、多くは日和見菌といって、どちらでもない、つまり、どちらにもなりうる菌がいるのです。

じつは、少しでも善玉菌が増えるとその日和見菌はよい菌として働きます。逆に悪玉菌が増えると悪い菌に近い働きをするのです。善玉菌・悪玉菌の数パーセントの変化で、日和見菌も

善玉菌と悪玉菌

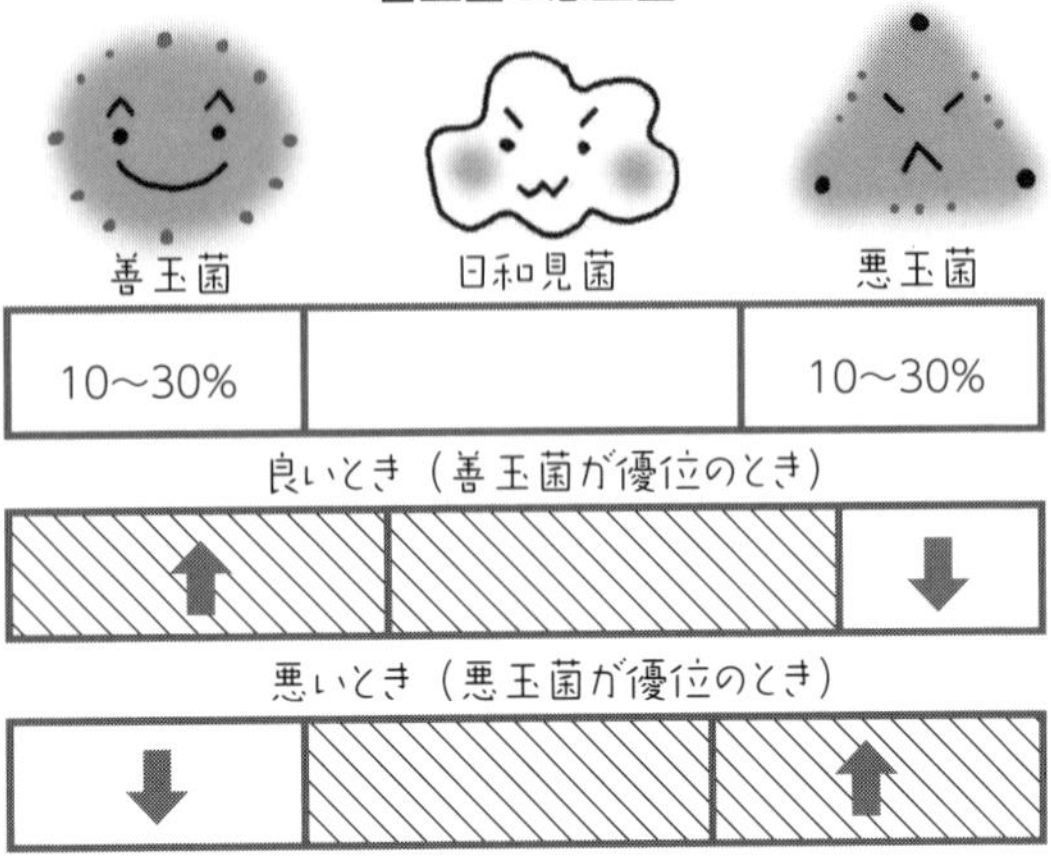

影響を受け、全体で数十パーセントの変化が起こるのです。また、抗生剤の乱用によって、善玉菌、悪玉菌ともに減ると、少数派であったカビが繁殖してしまうことがあります。

このように、腸内細菌の状態で、アレルギー、自己免疫疾患、糖尿病や肥満の状態が変わってくるといわれています。

腸の状態をよくするための第一はよい食事

では、その腸の状態をよくするためにはどうしたらよいのでしょうか？

まず、自分の腸がよい状態か悪い状態かを知りましょう。よい腸を見分けるのは、ウンチの状態を見ることです。まず、オナラが臭くない、毎日排便がある、量としては四〇〇〜五〇〇グラム程度（バナナ三

ウンチの状態で腸の健康がわかる

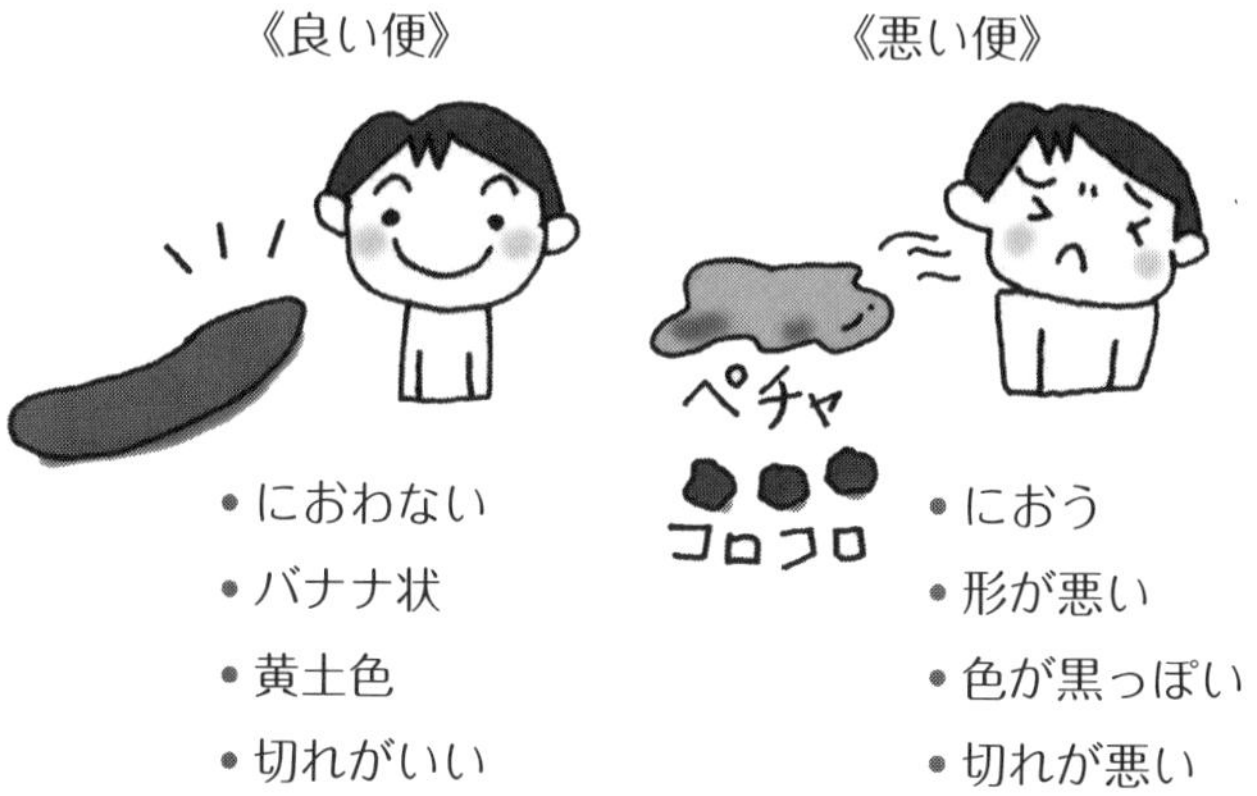
《良い便》
《悪い便》
ペチャ
コロコロ
• におわない
• バナナ状
• 黄土色
• 切れがいい
• におう
• 形が悪い
• 色が黒っぽい
• 切れが悪い

本分)、その便も臭わず・切れがよく・バナナ状の形をしていることです。できれば一日二～三回出るのが理想といわれています。

腸の状態をよくするには、まず、腸のなかに入っているもの（食べ物、腸内環境）をよいものにすることです。そして、腸内細菌叢をよい状態にすることです。腸内細菌叢をよい状態にするとは、腸の動きをよくして、しっかりと酵素（自分の酵素の分泌に加えて、食べるものからも酵素を摂る）を働かせることです。そのためには、何をどのように食べたらよいかがカギになります。

また、よい菌を入れてその菌の力を活用したプロバイオティクスや、よい菌が育ちやすい環境をあたえてあげるプレバイオティクスがあります。食べ物をよくすることは当然ですが、これらプロ・プレバイオティクスを積極的に摂るようにすることは、腸をよくしていくのにたいへん役に立ちます。

プロバイオティクスとしては、乳酸菌やビフィズス菌、酵母菌、納豆菌などが生きた状態であるもので、ヨーグルトのほか漬物（本物）や納豆、味噌や醤油なども有効ですし、伝統食である鮒鮨《ふなずし》などにも乳酸菌がたくさん入っています。乳酸菌サプリメントを摂るのもよいでしょう。

ただし、動物性（牛乳のヨーグルト）のものには注意が必要です。胃のなかのｐＨの変化に弱い菌が多く、乳製品としてアレルギーや発がんのリスクがあるからです。両親のどちらかがアレルギー体質をもっているなら、三〇～五〇％の確率で子どももアレルギーをもつといわれているので、他のプロ・プレバイオティクス（豆乳ヨーグルトなど）を摂ることをおすすめします。

また腸の上皮のエサとなる短鎖脂肪酸を多く含む食べ物である梅干しやラッキョウ、黒酢や酢のものを食べることも腸をよい状態にします。

3　免疫——人体を守るスーパー・システム

私たちの身体は常に外界にさらされています。空気中に浮遊するさまざまな菌やウイルス、ホコリなどが侵入してきたとき、それを異物として認識して排除し、身体を守ろうとする機能が備わっています。これが「免疫」です。そのメカニズムは少しずつ解明されつつありますが、免疫システムが正常に作動していることが極めて重要です。

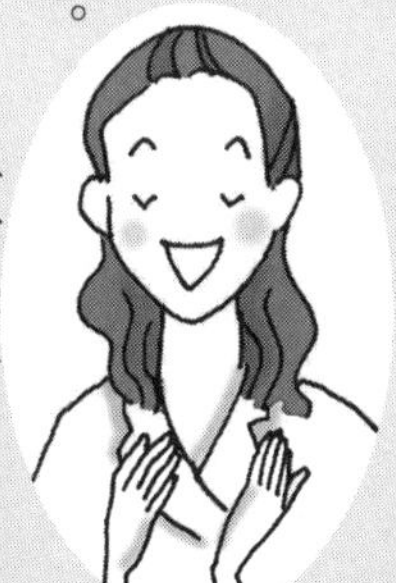

免疫をつかさどるリンパ球も腸に集中している

消化器官は、口から始まって食道、胃、十二指腸、小腸（空腸・回腸）、大腸、直腸、肛門までは、身体のなかにあって、じつは外部にさらされています。

ちょうどチクワの穴の部分のようなものです。そのため、異物や毒が簡単に体内に入ってこないように、この穴の内側の膜で食い止めるための免疫力をもっています。全身のリンパ節（リンパ球がたくさんあるところ）の八割もが腸の周囲にあるのです。

免疫をつかさどっているのは、このリンパ球です。ですから、腸の環境が悪いと、当然リンパ球の働きも悪くなります。

また、リンパ球は温かいと活動性がよくなります。したがって、腸が冷えているとリンパ球がよく働きません。さらに、腸のなかにはたくさんのリンパ球が集まっている場所（パイエル板）があり、腸に入ってくるいろいろなものから刺激されて、免疫力を高めてくれます。この組織は、赤ちゃんの未熟な状態から大人と同レベルにまで成熟させてくれるのに一役買っています。

清潔にし過ぎると免疫力が育たない

しっかりとした免疫力をつけるためには、第3章でも述べたように、あまり清潔にし過ぎてはいけません。この世の中、ひとつの生命体だけで生きていくことは不可能です。多種多様な生物が共生することで〝免疫力〟ができているのです。この免疫力によって、有害かそうでないかを見分けたり、病原物質や細菌を身体からブロックしたり、寛容したりすることができるのです。

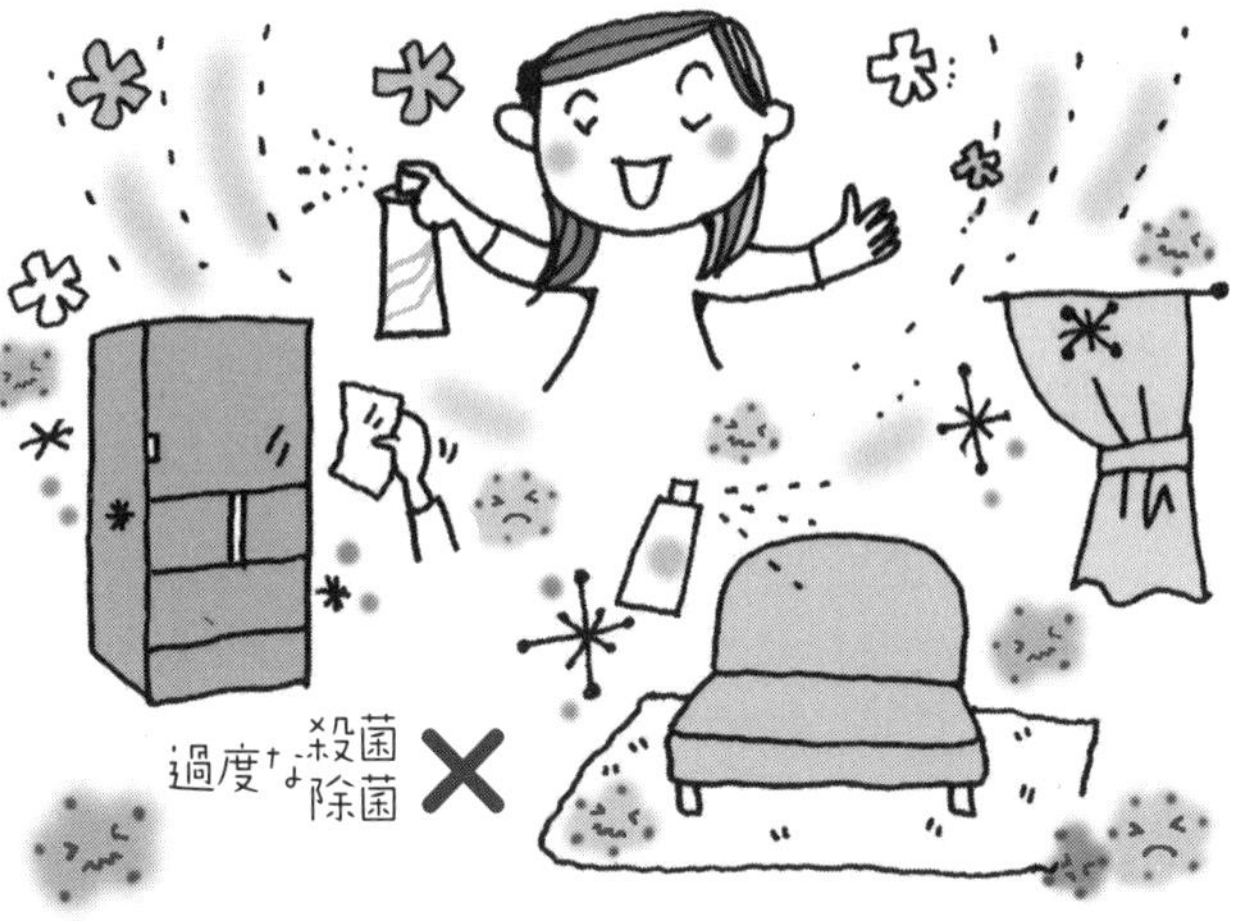

殺菌や滅菌によって清潔にし過ぎることは、本来備えている免疫力を育てることができなくなってしまい、アレルギー疾患や感染症、自己免疫疾患などを引き起こすことにつながっていくのです。

したがって、おっぱいをあげるときも、清潔にするためにおっぱいの周辺を市販の消毒綿花でふき取ったり、哺乳ビンを煮沸《しゃふつ》もしくは消毒液につけて殺菌したり、赤ちゃんに触れるときには洗剤で手を洗わせる、なんていうことをする必要はまったくないのです。

ある実験結果があります。正常のマウスを無菌状態の環境下で育てるという実験を行いました。すると、少しずつ起こるはずの軽い感染の機会がないので、外界から身体を守る必要がなくなり、その守る機能をつくる必要性も能力も低くなります。そのため、細胞性の免疫反応が起こらないなどの現象が認められたのです。同時に、炎症を抑える機能も発達しませんでした。そして、すぐに死んでしまいます。

次に、このマウスに徐々に菌を飲ませると、だんだん免疫機能が強くなってくるという結果が得られ、その後、抗炎症反応もきちんと認められるようになりました。

年齢に合わせてたくさんの人と触れあい、いろいろなものを舐めたり、口にしたりすることによって、異物を認識し、軽い炎症などを起こすことで、腸内細菌がバランスよく育ち、正常な免疫システムへと成長するのです。

微生物との早目の接触がかえってアトピーや自己免疫疾患の発症を抑えることも医学的な論文で発表されています。善玉菌をたくさん摂り、腸内環境を整え、適度に細菌に触れ、反応を起こすことで免疫力がつき、感染にも強くなり、そして重症化しないようになるのです。

免疫異常をもたらす遺伝子組み換え食品

人の免疫に直接・間接的に関与しているのではないかといわれている食品があります。それは遺伝子組み換え食品です。

人間の身体は二万～二万五〇〇〇の遺伝子情報から成り立っています。このなかのいくつかが混乱したり、間違えたりすると、人は病気になってしまいます。このように遺伝子情報はとても重要なのです。たとえば、免疫の八〇％は消化管の周囲に存在しているといわれます。しかし、遺伝子組み換え作物の出現で遺伝子情報が混乱し、酵素の働きに支障が出るおそれがあります。

遺伝子組み換え作物を使用した食品は、食物の栄養素も消化力も奪ってしまうおそれがあります。なぜなら、遺伝子組み換え作物は、動物や昆虫、ウイルスや細菌から遺伝子を組み込むことにより、その作物のもつタンパク構造を変えてしまうからです。そのため、人体の遺伝子システムは食物と認めず、異物とみなし、免疫システムを使って攻撃してしまいます。自分の細胞まで攻撃してしまうなどの混乱をも引き起こすのです。さらには、自己免疫疾患などを引き起こすともいわれています。

医学の進歩にもかかわらず、自閉症、ＡＤＨＤ、小児がんなどが、減るどころか増えているのは、こうした遺伝子組み換えのような〝危険な食品〟が原因なのではないかという指摘もあります。よい食べ物はいくらでもあるのですから、身体に悪い作用を及ぼすかもしれない食品は摂らないほうが賢明というものです。

すでに全世界の八一％の大豆、三五％のトウモロコシ、三〇％のキャノーラ油が遺伝子組み換え作物でできています。アメリカだけで見ると、順に九一％、九五％、八五％が遺伝子組み換えで、ほとんどの乳製品にはホルモンが入り、また甜菜糖《てんさいとう》では九〇%が遺伝子組み換えです。そのため、日本での輸入穀物の半量がすでに遺伝子組み換えではないかといわれています。

日本では、遺伝子組み換え作物をあまりつくっていないという固定観念や、表示の安心感もあるため、使っていないものを選んで買っているという人でも、じつはたくさんのものをすでに摂ってしまっている可能性があります。たとえば、コーンシロップの原材料であるトウモロコシは、遺伝子組み換えのものが使われていますが、その表示はされていません。パンや麺として使われている小麦についても表示していないものがほとんどです。

自宅で使う食材では原材料に責任がもてたとしても、外食ではどうでしょうか。今後、TPP(環太平洋戦略的経済連携協定)への参加によって、遺伝子組み換え作物が使われているかどうかが不透明になるのはとても不安なことです。現状でも曖昧《あいまい》な表示義務ですが、きちんと表示してもらいたいものです。

自然免疫と獲得免疫

ところで、免疫というもののなかには二種類があります。それは、私たち哺乳類が「生まれつきもっている免疫システム」(自然免疫)と、「生まれた後に獲得する免疫システム」(獲得免疫）です。

生まれつきの免疫システムは、たくさんの生命体が存在するなかで、自分の種族を守るために進化してきたものです。つまり、私たち人類は他の生き物（菌も含めて）なしでは生きていけないのです。もちろん、食べ物としてもそうですが、お腹のなかや皮膚の上、口のなかなどにも常に菌が棲んでいます。そういった菌類は、たまに悪さもしますが、ほとんどは私たちを守ってくれているのです。

カバに乗っている鳥や大型の魚類にくっついているコバンザメなどが寄生虫を食べてくれたり、古い皮膚を取ってくれたりしているように、見えないところでたくさんの生物が助け合って生きています。土のなかには数え切れないほどの微生物がいて、生き物の死骸《しがい》や排泄物が土の上にあると、あっという間に分解してくれて土に返してくれます。臭いもほとんど消してくれます。一方、プラスチックやコンクリートの上にあるとかなり長いあいだ異臭がします。もちろんそれらもいずれ微生物が分解してくれますが。

このように、私たちが他の生物と生きていくために、免疫システムが必要なのです。でもじつは、ウイルスなどに感染したり、病原体が身体に入ったりすると、それを排除しようとするシステムがすぐにできるわけではなく、それに対しての特異的な反応ができるまでには数日を要します。

しかし、それを待っていたら間に合わないことがあるので、この特異的な反応を獲得するまでの数時間内に微生物を侵入させないために素早く自分を守る能力があります。それも、何重にもわたってもっているのです。それが、バリアといわれる機能で、これらの病原菌やウイルスをブロックしてくれているのです。この働きをする抗体といわれるものが、生まれた後に獲得する免疫システムのことです。

このような免疫の仕組みを医療に応用すると、いろいろな免疫系の病気の予防に活用することができます。

4　酵素――体内に二万種類あって猛スピードで働く

酵素とは、生体で起こるさまざまな化学反応に触媒として機能する分子のことです。あるものを別の形に変えたり、増やしたりするときに必要なものです。食べ物を消化するにも消化酵素が必須になります。病気や健康に関与するとても重要な物質ですが、人が一生の間に使える酵素には限りがあるのです。

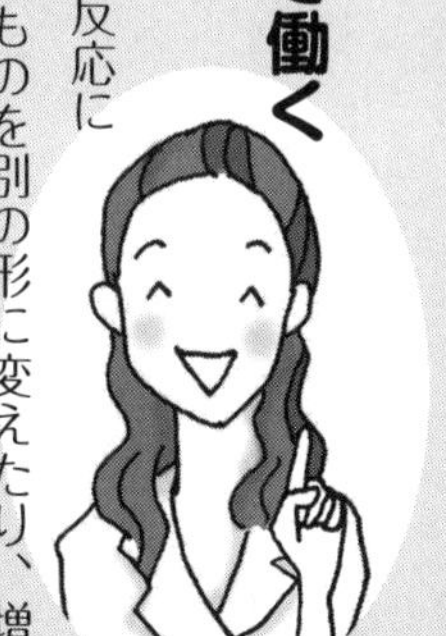

重要な消化酵素と代謝酵素

酵素は二一種類のアミノ酸からなるタンパク質で取り囲まれています。そのなかに酵素の活性の中心と呼ばれる穴が存在し、そこで物質を認識して分解や合成などの化学反応を起こします。反応する物質に対して一つずつ反応する酵素が違い、かなりの数の種類が必要になります。

消化酵素の働きによるタンパク質の分解

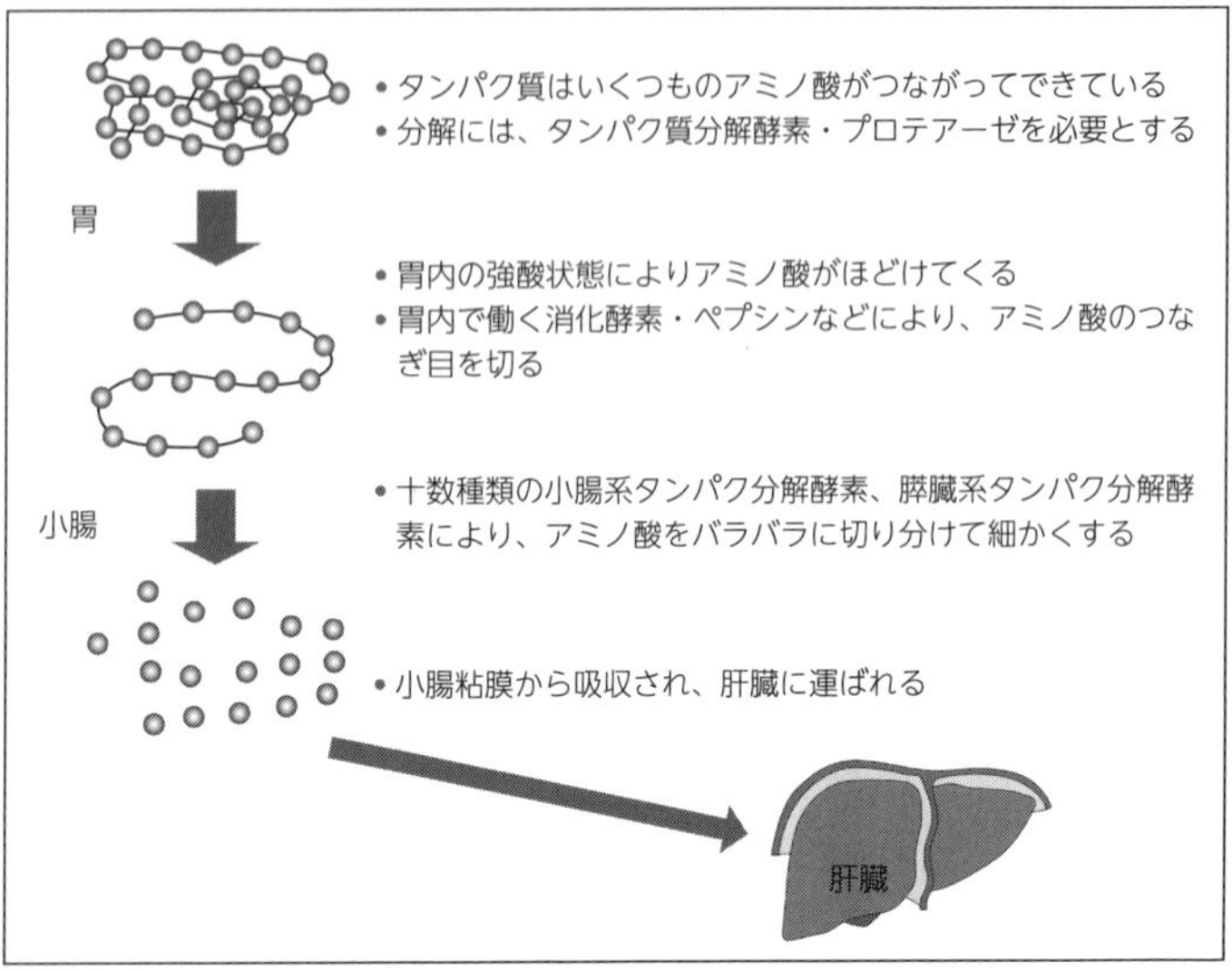

・タンパク質はいくつものアミノ酸がつながってできている
・分解には、タンパク質分解酵素・プロテアーゼを必要とする
胃
・胃内の強酸状態によりアミノ酸がほどけてくる
・胃内で働く消化酵素・ペプシンなどにより、アミノ酸のつなぎ目を切る
小腸
・十数種類の小腸系タンパク分解酵素、膵臓系タンパク分解酵素により、アミノ酸をバラバラに切り分けて細かくする
・小腸粘膜から吸収され、肝臓に運ばれる
肝臓

たとえば、人間の細胞をつくり出すために必要な酵素の数は一万三〇〇〇といわれています。体内には二万種類の酵素が存在することがわかっており、毎秒一五〇の作用を行っていて、正確な種類はわかっていませんが、タンパクを分解するための酵素だけでも九〇〇〇種類が確認されています。それらがものすごいスピードで働いています。

酵素は大きく分けると、食べ物を分解して、消化・吸収するときに必要な「消化酵素」、身体の新陳代謝（新しく生まれ変わる、もしくは古いものを処理してくれる）に必要な「代謝酵素」があります。

消化酵素は身体のいろいろな場所にあります。たとえば、口のなかにある唾液。ここには「アミラーゼ」といって、炭水化物をある

消化酵素と代謝酵素の関係

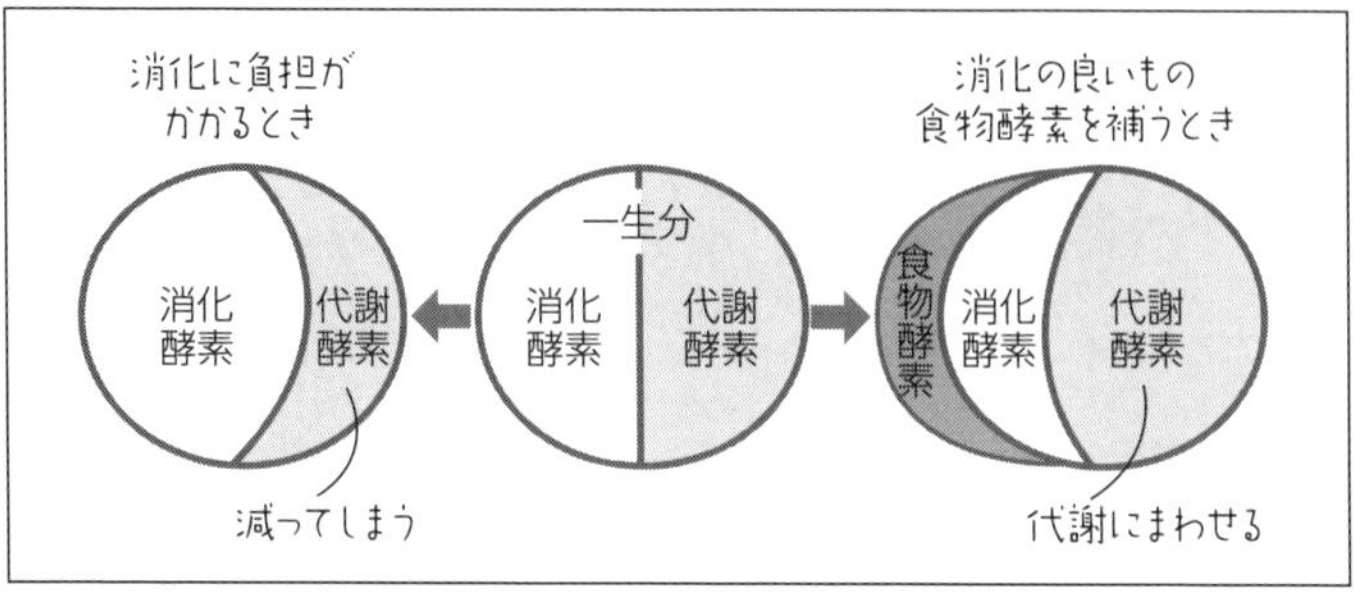

程度の大きさにまで細かくしてくれる炭水化物分解酵素が含まれています。それから、胃のなかにはタンパク質の形を変え、消化しやすくしてくれる酵素があり、膵臓にもタンパク質分解酵素があります。

代謝酵素は、身体の新陳代謝を高め、体温を上げてくれたり、たまった燃えカスなどを回収してくれたり、身体が活動したりするために必須のものです。

このように酵素は重要な働きをしてくれるのですが、無限にあるわけではなく、一生涯にできる量はある程度決まっています。

酵素をたくさん使う食べもの（消化の悪いもの）を食べ続けると、消化酵素が必要量出なくなり、消化が十分できないことから、不消化物として腸内に残ってしまいます。炭水化物であればガスが発生し、タンパク質や脂質であれば腐敗して酸化してしまい、血液中に吸収され、血液が酸性化したり、酸化ストレスが増えるわけです。

消化酵素を体内で一生懸命つくる必要があるときは、消化酵素をつくるように身体が働いてくれるのですが、そんなときは、代謝酵素がつくられにくくなります。すると代謝酵素が不足して、新陳代謝が低下し、低体温、凝りがほぐれにくい、疲れやすいなどの症状が起こります。

したがって、消化酵素も代謝酵素も、人間の生命活動や健康維持にとってとても重要な働きをしているのです。

生食で酵素を摂る

外から取り入れる酵素（食物酵素）として適している食材は、生野菜や生の果物です。これらは、酵素を働きやすくしてくれる補因子であるビタミンやミネラル、また血糖を急激に上げずに、腸の掃除をしてくれる食物線維が豊富に含まれているという理想的な食べ物です。それも、すりおろしやジュースにするとさらによいでしょう。酵素は細胞のなかにあるので、それを取り出したいのですが、噛むだけで細胞膜成分をすりつぶすのは難しいからです。

ただ、注意してほしいのは、ホールフード（Whole Food：まるごとの食べ物）、ありのまま、そのままを丸ごと食べるという考え方です。たしかに、皮と身の間がおいしい、栄養素たっぷりのものもあります。また、ひとつの部位を食べるより、全体を食べるほうが完全というのもイメージ的に伝わりやすいものです。

しかし、種は食べないでください。種は自分を守り、次の世代へ命をつなぐことを役割としている物質です。自分の子孫のために栄養を守らないといけないのです。ですから、種をむりやりつぶしたり、こじ開けたりすれば、酵素を阻害するための酵素や有毒物質であるアブシジンを出してしまいます。

ジュースにするときに、ホールフードがよいからといって種ごとジューサーに入れるのはやめましょう。スイカもナシもリンゴも、きちんと種をとってからジュースやすりおろしにしてください。また、細胞膜をある程度壊しているので、本来の細胞膜の役目である酸化から守る力はありません。なるべく酸化しないうちにすぐに食べ、飲むようにしましょう。

このような例外もありますが、酵素食は生食が基本ということになります。肉でも魚でも野菜でも、何でもです。肉をやわらかくするために、リンゴのすりおろしに漬けたり、野菜のすりおろしで肉を煮たりすると、とてもやわらかくなります。これも酵素の力です。

ただ、すべての食品を生食として食べられませんから、一部の食べ物は熱を使って煮る、焼く、炊く、炒めるなどの調理もしなくてはなりませんが、生食の場合は、野菜を洗うにしてもお湯の温度を五二度以上にしないことです。五二度でほとんどの酵素が活性を失います。

酵素を補うという食事であれば、摂りやすく、自然なかたちでなじみがある果物、野菜、そ

酵素の種類と主な働き

<table>
<tr><td rowspan="11">体内酵素</td><td rowspan="5">消化酵素</td><td>口</td><td>唾液中のアミラーゼ</td><td>デンプン→麦芽糖</td></tr>
<tr><td>胃</td><td>胃液中のペプシン</td><td>タンパク質→ポリペプチド</td></tr>
<tr><td>膵臓</td><td>膵液中のリパーゼ</td><td>脂肪→脂肪酸、グリセリン</td></tr>
<tr><td rowspan="2">腸</td><td>腸液中のスクラーゼ</td><td>砂糖→ブドウ糖、果糖</td></tr>
<tr><td>腸液中のペプチダーゼ</td><td>ペプチド→アミノ酸</td></tr>
<tr><td rowspan="4">代謝酵素</td><td></td><td colspan="2">主な働き</td></tr>
<tr><td>新陳代謝促進</td><td colspan="2">吸収された栄養を体内の細胞に届けて、有効に働く手助けをする。</td></tr>
<tr><td>有害物質除去</td><td colspan="2">毒素を汗や尿の中に排出する。</td></tr>
<tr><td>自然治癒力向上</td><td colspan="2">リンパ液・血液中の白血球の働きを促進させる。</td></tr>
<tr><td rowspan="3" colspan="2">食物酵素</td><td></td><td colspan="2">主な働き</td></tr>
<tr><td>生の食べ物</td><td colspan="2">新鮮な野菜・果物・肉・魚などに含まれ、消化、吸収を助ける</td></tr>
<tr><td>発酵食品</td><td colspan="2">みそ・納豆・ぬか漬けなどの発酵食品に含まれ、消化、吸収を助ける。</td></tr>
</table>

して日本人なら生の魚（刺身）がよいと思います。

面白い話があります。日本人には、日本人しかもっていない酵素があるということです。それは、海藻にある酵素です。あるグループの発表によると、日本にある海藻を分解する酵素を調べたところ、日本人にはあったのですが、他の国の人には見当たらなかったのです。何世紀もかけて進化したのでしょう、もともと海藻を食していた日本人ならではの酵素の発達なのです。

つまり、日本の風土にあった食生活をすることが、体内酵素をより効率的に働かせる方法なのです。もともと日本には、日常的に乳製品を摂っていたという歴史はありません。戦後になって、乳製品を摂りはじめた日本人が、乳糖を分解する酵素を身につけるようになるのは何世紀後になるのでしょうか。

したがって、日本の風土にあった食生活をすることで、消化に負担をかけず、必要な消化酵素が少なくてすむようになるはずです。やはり「地（元）のものを食べる」というのは理にかなっているといえるでしょう。

添加物・化学物質は酵素の活性を失う

酵素を意識すると、食事の仕方、栄養の原材料の加工の仕方、料理方法などがとても理解できるようになります。

食品は、加熱すればするほど、熱変性で構造が複雑化し、ほぐすためにより大量な酵素が必要となります。また、電子レンジなどで自然界にない物質に変性することで、さらに不消化物を増やします。電子レンジで一度チンしたご飯が再び冷えるとカチカチになり、プラスチックのようになった経験があるかと思います。一方、乾燥さえしていなければ、そのまま冷えたご飯がそのように固くなることはありません。電子レンジで温めたご飯は変性していることがわかります。

調理方法のベストは生、そして蒸す・茹でる・焼くくらいまでがよいのです。蒸す・茹でる・焼くには酵素は含まれていませんが、揚げ物よりは変性・糖化が少なく、消化がしやすくなります。食品は、油を使うとより高温になります。炒める・揚げるになると、消化が困難になり、糖化がすすみます。

なかなか消化しないものは「腹もちがよい」という感覚になりますが、酵素食は腹もちが悪い、つまり、消化がよいということになります。

江戸時代までは、日本人の食事で油を使った料理はほとんどありませんでした。明治以降（とりわけ戦後）に入ってきた油と砂糖は、おいしいと感じやすいものです。簡単に油が手に入るようになり、たくさんの油料理が増えていることは、日本人の食事にとって大きな問題のひとつでもあります。

酵素を阻害してしまうものとして、いちばん問題なのはもちろん熱ですが、そのほかに添加物・残留農薬・重金属・化学物質（西洋薬など）があります。酵素はこれらが入っているととたんに活性が失われます。

一生でつくられる酵素の量は生まれる前に決まっている

人の一生分の酵素は、母親のお腹のなかにいる九週〜一二週の間にどの程度つくられるかが決定されます。ある程度の分泌量が決まっているため、消化に負担をかけ過ぎると、残りの代

食物の流れ（pHと時間）

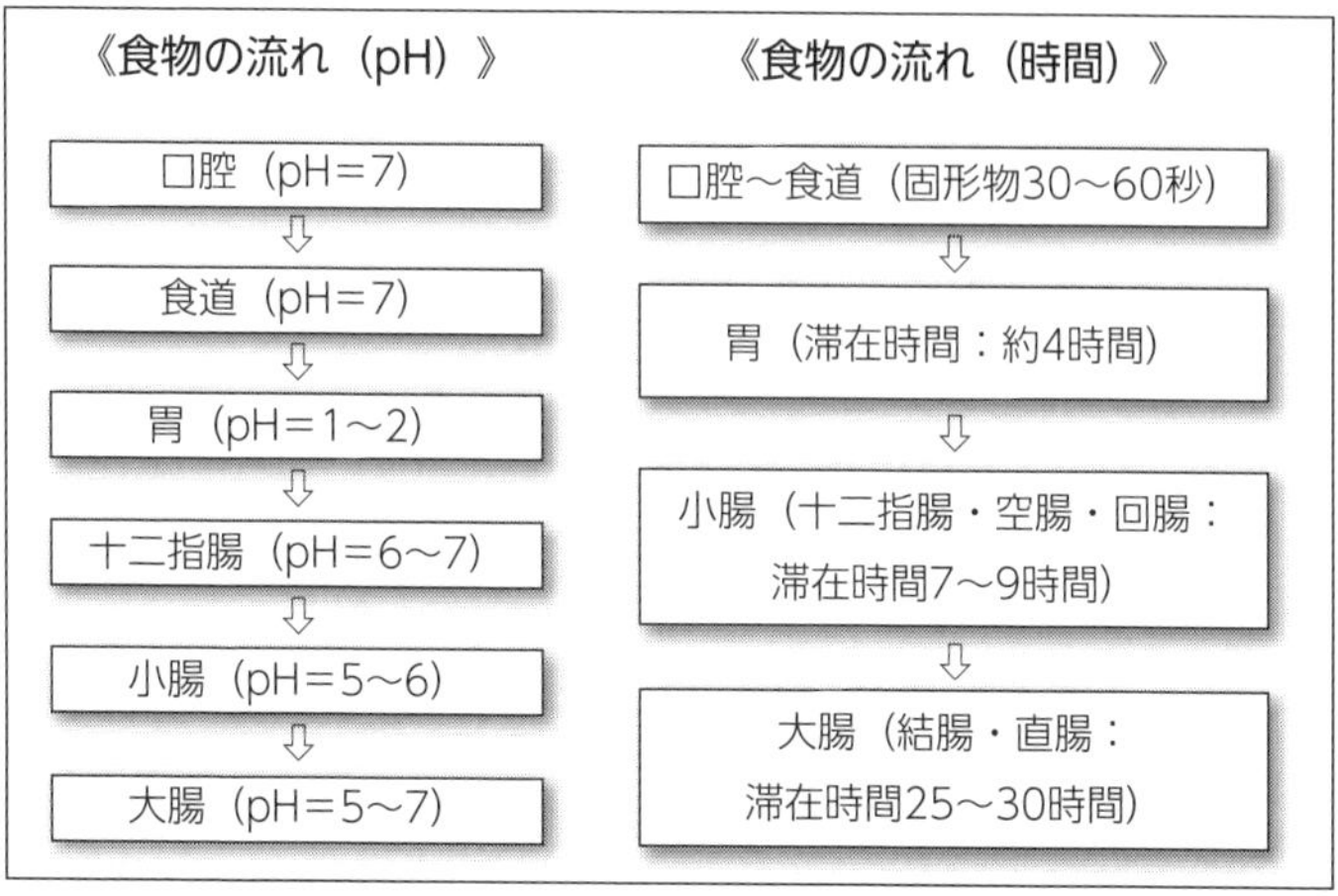

謝酵素量が減ってしまい、（酵素が枯渇すると）早死にしてしまいます。また、若い頃には大量の酵素が分泌されるようにできています。

たとえば、活性酸素を除去してくれるＳＯＤ（Super Oxide Dismutase：スーパー・オキシド・ディスムターゼ）という酵素は、三〇歳を超えると急激に分泌量が低下します。そのため、三〇歳を超えるとシワやシミが出てきたり、病気がちになったり、治りにくくなったりするのです。四〇歳ではこれが加速度的に低下します。

酵素には働きやすい環境があります。四四度〜五〇度が活性に適温で、適したｐＨを必要とします。酵素を働かせるには身体を温め、また胃酸を抑える薬などでむやみやたらに胃のなかのｐＨを上げない（アルカリ性にしない）ことが大切です。胃薬には重曹などアルカリ物質が入っているものが多いのです。

胃のなかのｐＨを上げることは、外からの細菌や異物が体内に入りやすくしたり、腸内細菌叢のバランスを崩すことにつながったりすることになります。通常、胃のなかのｐＨは二～三でかなり強酸です。ほとんどのものはこの酸によってドロドロに溶かされ、有害物質もバラバラにされて無害化してくれます。また、そうでないと困るのです。この酸はもちろん私たち自身の肉体や細胞には無害です。

腸のなかは各箇所によってｐＨが変化していきます。それぞれにある酵素が働きやすくなったり、活性を止めたりするために適切なｐＨとなっているのです。

酵素食（生食）は身体を冷やさない

酵素食は生食なので、「身体を冷やす」「妊婦は身体を冷やす生野菜はよくない」といわれますが、本当に「生ものを食べると身体を冷やす」のでしょうか？

たしかに、生ものはすぐに体内の温度を上げる熱はありません。しかし、体内の消化酵素を節約することで、最終的には代謝酵素の増加につながり、体温が上がりやすくなります。ただ、冷蔵庫からすぐに出したものは冷たいものになるので避けてください。常温にしたものがよいでしょう。

また、生ものの食事をとったあと、葛《くず》湯やショウガ湯、味噌汁や焙煎《ばいせん》玄米コーヒーなどを飲んで温めてもよいでしょう。

余談ですが、身体を温めるということでは、いろいろな暖房方法がありますが、冬の寝床の暖は、自然の暖かさとエコであることから、電気毛布よりも〝湯たんぽ〟がよい方法といえます。また、湯たんぽは静電気を発生させないので、赤血球の表層がマイナスイオンである性質上、血流悪化の原因とならないからです。

5　サプリメント――正しい食生活をしていることが前提

世の中にはゴマンとサプリメントがあります。どれもこれも「身体によい」「○○を分解する」「△△を大量に配合している」などと宣伝文句でうたっていますが、本物とそうでないものの見分けはなかなかつきません。医師などの専門家の意見を聞き、本当に必要なものを最小限に摂るべきです。

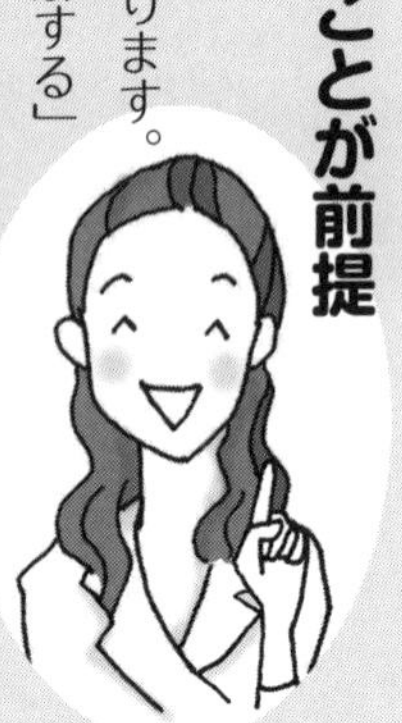

質の悪い製品もあるので専門家のアドバイスも有用

サプリメントは、あくまでもサポート、補うためのものであり、正しい食事や生活ができていて摂るべきものです。

ただし、よい食事を摂ることで健康を維持できる人はいいのですが、もともと遺伝子変異などがあってサプリメントを飲まないと病気になりやすい人もいます。

また、現代の食事や手に入る食品から完全に遺伝子組み換え食品や添加物を省いたり、重金属の危険を避けたり、世の中の抗菌物質に含まれる抗生物質、大気中のダイオキシンや水銀、土壌汚染からの野菜の汚染などを避けるのは難しく、これらをすべて取り除こうと思ったらキリがありません。健全な身体をつくり、将来病気にならないようにする、もしくは病気から立ち直るためには、何らかの補助がないとなかなか困難な状況です。

しかし、世に出回っているサプリメントは非常に質の悪いものが多く、酸化しているもの、正しく届けたい臓器や細胞に届かないもの、体内できちんと溶けないものなどがあふれています。また、無用なサプリメントや、たいして効果もないのにかなり高額なものまであります。

サプリメントを選ぶときは、それにかかわる情報や知識をしっかり把握《はあく》し、とくに疾患がある人は、専門家からアドバイスを受けながら、もし薬を飲んでいるなら相互作用などを考慮して服用するようにしてください。

世の中の全部のサプリメントについて書くことは不可能なので、いくつか代表的なものをあげておきたいと思います。

酵素サプリメント

今、アメリカでのサプリメントの売上で最も多いのは、ビタミン剤でもアミノ酸でもありません。酵素サプリメントです。皮肉なことに、ジャンクフードが蔓延しているアメリカですが、一方で健康意識の高い人も多く、そのような人たちの間には酵素摂取の重要性が浸透して、前述したように、野菜の消費量は増え、牛乳の消費量は減っています。そして、がんで亡くなる人は減少傾向にあります。

日本にも酵素ブームが到来し、「○○酵素」などと名付けられ、よく売れています。しかし、それらのほとんどは本当の意味での酵素サプリメントではありません。というのも、酵素サプリメントには酵素活性がなければならないからです。それをきちんと測定し、記載してあるもの（HUTやPU、SAPU、MCU、FU、GDUなどの単位）が本来のものです。また、酵素は五二度以上でほとんどが活性を失うので、加熱してあるものには酵素活性はありません。

しかし、自然由来で野菜や果物からとうたわれている「○○酵素」でよくなった人もいます。これらは、じつは補因子（補酵素や補助因子）となるビタミンやミネラル成分だととらえたほうがいいでしょう。「酵素サプリメント」というから問題なのです。

たとえば、当院で扱っている酵素サプリメントでは一カプセルあたりアミラーゼ活性なら一〇〇〇〜四〇〇〇U、プロテアーゼ活性なら七万〜一五万Uほどあります。

酵素サプリメントは摂取する目的なども考えておくとよいでしょう。

《食後に摂る場合の目的》（消化酵素として働く）

- 食べ物を分解する
- アレルギーをコントロールするのを手伝う
- 正しく消化する
- 適した栄養として吸収されるところまで分解するのを助けてくれる
- 隠された遺伝子組み換え物質や消化しにくくなった物質に対処する

《食間に摂る場合の目的》（代謝酵素として働く）

- アレルギーのコントロール
- 炎症のコントロール
- 免疫系のバランスをとる
- 微生物との共生をはかる

このようにして酵素サプリメントは、腸の負担を減らし、修復を促し、腸内細菌をよい方向に変えていく手伝いをしてくれます。

よく「酵素は胃のなかで分解されたり不活性化されるのではないか」と疑問をもたれますが、実際はいったん不活性化して腸のｐＨで活性し、粘膜のＰＡＲｓ(Protease Activated Receptors：プロテアーゼ活性化受容体）などを通して体内に吸収され、血液中の酵素量を上げることが証明されています。ただし、元の活性量（質）やどのタイプの酵素か（植物由来か動物由来かなど）で違いますから、専門家にアドバイスしてもらい、正しいサプリメントを選んでください。

プロバイオティクスとプレバイオティクス

腸内細菌叢が乱れたとき、善玉菌を増殖させ、悪玉菌やカビなどの勢いを抑制するために、プロバイオティクス（腸にいい影響をおよぼす生きた微生物やそれを含んだ食品）やプレバイオティクス（腸内細菌が育ちやすくし、活動しやすくなるように影響を与える非消化性食餌成分）を用います。

プロバイオティクス

有名なのが乳酸菌が豊富なヨーグルトですが、乳製品の害などを考えると、サプリメントとして摂るほうをおすすめします。漬け物などに含まれている乳酸菌は大事ですが、スーパーなどで売られている漬け物（ぬか漬け、キムチなど）は多くは殺菌してあるので、これはプロバイオティクス効果がありません。ぬか漬けや浅漬けは誰でも簡単にできるので、ぜひ自家製のものにしてみてください。家族でつくる楽しみもあります。

プロバイオティクスでよいものとしての条件は、胃酸や胆汁酸などの上部消化管でも生存できて下部消化管で増殖可能なことで、便秘改善、腸内細菌叢のバランス改善が目的とされます。

乳酸菌は、発酵乳などの動物由来のものと漬け物など植物由来のものがありますが、植物由来のほうが、この条件を満たしているものが多いようです。

当クリニックで二種類の乳酸菌サプリメントを使って、一〇人の腸内細菌の動きを調べたことがあります。一方の乳酸菌サプリメントで善玉菌が増えたグループは、もう一方のサプリメントでは善玉菌が減りました。また、減ったグループに、もう一方のサプリメントを飲んでもらったところ善玉菌が増えました。このように、ひとつの乳酸菌サプリメントがすべての方に効果があるわけではないのです。

人は一人として同じ顔や同じ遺伝子でないように、腸内細菌の状態も十人十色です。そのため、すべての人に同じプロバイオティクスが合うわけではありません。

自分に合っているかどうかを見分けるには、たとえば乳酸菌サプリメントをまず二週間程度服用してみます。便の状態がよくなってきて、症状が改善するようなら合っていますし、かえって症状が悪化する場合や下痢や便秘をする場合は合っていないことがあるので、中止してください。

ただ、自分の体内にあるもの以外のバクテリアが入ることで、一時的に腸が過剰反応する場合がありますが、ほとんどは二〜三日で慣れてくるものです。それでも下痢や便秘が続くようでしたらやめたほうがいいでしょう。

プレバイオティクス

オリゴ糖、多糖類を含む食物線維や難消化性でんぷんがあります。これらは、善玉菌である乳酸菌やビフィズス菌のエサとなるもので、菌の増殖を助けます。ビフィズス菌は誰でも体内にもっている菌なので、オリゴ糖を摂るだけで増えます。

ビタミン、ミネラルのサプリメント

ビタミン、ミルラルは、質の問題がたいへん出やすいサプリメントでもあります。

自然のものからできているのか、人工的なものからできているのか（たとえば、ビタミンCならアセロラから抽出されたものか、工場でつくられたアスコルビン酸なのか）、また、タイプはどういうものか（マグネシウムはどのような形であるのか、グリシン酸マグネシウム、酸化マグネシウム、炭酸マグネシウム）、ビタミンならどの過程のものか（葉酸そのものか、5メチルMTFの形か）などの問題があります。

数百円でつくれるものではありませんし、逆に何万円もするものでもありません。ほどほどのものを手に入れるようにしましょう。

ビタミンB群は、単独で1、2、3、5、6、7、9、12などの種類があります。目的別でとくに不足しているものを補うことも必要ですが、基本的に複合体で作用し、どれかひとつでも欠けると効果が低下しますので、複合体のものをおすすめします。その人の遺伝子変異によって必要なビタミンが変わってきますので要注意です。

ビタミンCはできるだけ自然からのもののほうがいいですが、高価になりがちです。ですから適度に質のよい人工物も含まれているものでもかまいませんが、酸化していないものを選びましょう。

ビタミンA、D、E、Kは脂溶性です。蓄積作用があるので、摂り過ぎに注意しましょう。ミネラルに関しては、必要量と過剰になる量が非常に近いので、必要なものを、摂り過ぎに注意して服用してください。疾患のある場合はかえって状態を悪くすることがあるので、注意が必要です（たとえば、自閉症やてんかんでは、銅などのサプリメントはかえって症状を悪化させることがあります)。カルシウムとビタミンDはどちらも血中のカルシウム濃度を上げます。摂り過ぎないようにしましょう。

鉄剤サプリメント

一般に病院などで出されるものは無機鉄です。活性酸素を発生したり、胃を荒らしたり、かえって吸収されにくくなる場合もあります。有機鉄を服用するようにしましょう。ただし、完全に無機鉄が入っていないという保証はなく、活性酸素をつくるリスクはありますので注意が必要です。抗酸化物質とともに摂るほうがよいでしょう。

キレーション・サプリメント

キレーション(重金属を体内から排泄する)・サプリメントは、ビタミン、ミネラルも同時に失われやすいので、必ずビタミン、ミネラルを補充しながら服用してください。重金属がたくさんたまっている人は、徐々にキレーションをしないと毒素の濃度が上がってしまい体調を崩しかねません。リスクが高いものもあるので、医師と相談しながら摂取するようにしてください。

ほかにも抗酸化サプリメントやハーブ、ＥＰＡ製剤、漢方や抗カビ剤など、さまざまなものがあります。しかし、忘れないでほしいのは、正しい食事をしていないと、いくらたくさんサプリメントを摂っても好転していきませんし、汚れを覆うような表向きだけのサプリメントを摂っても意味がなく、根本的に腸がよくならなければかえって邪魔なものになる場合があるということです。

サプリメントの摂取については、まず食事の改善などやるべきことを先にやって、質や必要性をしっかり見極め、できれば専門家からアドバイスを受けながら自分でケアしていくことが大切かと思います。

おわりに

最後までお読みいただきありがとうございます。本書をきっかけに、あらためて食に関心をもち、食と病気の深い関係に気づいていただけたら幸いです。

本書は、西洋医学や西洋薬を否定しているものではありません。西洋医学と自然医療（なるべく薬を使わない、もしくは減らして、自然治癒力を活用する医療）を活用して、主に子どもの病気をどのように治癒していったらよいか、そのアプローチの方法を私なりの研究と経験から示していったものです。

現代医療は日々進歩しています。画像検査、遺伝子検査、さまざまな分子検査など最新の科学技術によって、解明できなかったことがわかるようになっています。科学技術・医療技術の進歩は人間の生活に多大な貢献をしていることは間違いありませんが、それでも欠点がないとはいえません。

物体としての「ヒト」を細分化し過ぎたために、小さい分子や遺伝子などに目が行き過ぎて全体をみていないこと、薬や検査に頼り過ぎて動体としての「人」をみていないところに問題があるのです。しかし、身体の各器官は全体につながっていて、各臓器は影響し合っていることを忘れてはいけません。

そのメカニズムはまだまだ解明されていないことが多く、自然治癒力というものはたしかに存在していますから、このことを謙虚に受け止めることも、医療人の姿勢としてとても大切だと思っています。

医学部で学んだこととは違うけれど、先輩医師の方法とは違うかもしれないけれど、薬物治療で一向に改善されないのであれば、薬の減量や薬以外のアプローチなども試みてみる。中耳炎や風邪と診断したら自動的に抗生物質を処方することよりも、症状の程度やその患者さんの状態をみて、いろいろな養生を指導して経過をみてみる。このように、患者さんの自然治癒力を信じることから始まる治療も大切なことではないかと思うのです。

その養生のなかでとくに大切なのは、「食」と「運動」と「環境」です。食養生と運動だけで治る場合もあれば、これに加えて環境要因を変えていくこともしなくてはならない患者さんもいます。即効性が期待できない場合は、患者さんのＱＯＬのためにも多少の薬物治療も必要になってきます。

西洋医学と自然治癒力を組み合わせて、薬の害を最小限にし、病気を根本から治していくことが大事だと強く感じています。

私は本書のなかでは、とくに「食」を重視したアプローチを紹介しています。食はすべての人にとって、肉体をつくり、エネルギーをつくる源であるし、その間違った食のあり方が、病気の原因になっていることが多いからです。

しかし、食に関する多くの間違った常識（情報）が混乱をもたらしています。「健康には○○がよい」といっても、誰もが一律に同じものでいいとは限りません。人は千差万別、十人十色です。遺伝子、腸内細菌叢、育った環境すべてが違います。当然、一人ひとりが違って当たり前です。それでも、これまでの研究や経験から、多くの日本人にとっての「よりよい食事」というのはあります。

そのひとつの要素として、本書では「酵素食・風土にみあった食」を提示しました。どんな食材もありのままに、季節や風土にあった食事をバランスよく、たっぷりの野菜（生も加熱したものも）と魚や肉を年齢相応に摂る。そしてなによりも、日本人の主食である「ごはん」は、日本人にとって最適な食べ物なのです。その反対の不自然なもの、変に加工してあったり色鮮やかにし過ぎたもの、お菓子やパン、外食やコンビニ食は、できるだけ減らしてほしいのです。それだけで、子どもの病気はかなり改善され、健康な子どもが増えていくのです。

本書の冒頭で『スポック博士の育児書』を取り上げましたが、間違った食の常識は大きな禍《わざわ》いをもたらしました。世の中はいまだに間違った常識が多くみられます。「牛乳が子どもの健康にいいから毎日二〇〇cc摂りましょう」などという間違った常識を改めてもらうには、いったいどのくらいの時間がかかるのでしょうか。

間違った食の常識は牛乳だけではありません。おやつ＝お菓子、厳密なマクロビオテックによって生の野菜やフルーツは摂らない、動物性食品の完全カットによる栄養不良、油で調理することによる酸化物への無頓着、健康食品だからトクホだからいくら摂ってもいい、サプリメントはなんでも健康によい……など、いつのまにかおかしな健康常識が植え付けられていることに気づかなくてはなりません。

本当に健康な子どもに育てたいのなら、医師まかせ栄養士まかせ社会環境まかせではなく、食事と病気、健康について、親がきちんと正しい情報をもたなくてはなりません。マスコミやインターネットなどによる情報過多の時代だからこそ、情報の見極めが必要なのです。

本書は総合内科医である私からみた子どもの健康・医療をテーマにしたものですので、専門の先生方には少し物足りなかったり、ここは違うと思われるところがあるかもしれません。しかし、専門家だからこそ知らない他分野の重要な事実もあるはずです。これを機に思いつかなかった分野やテーマにも目を向けていただきたいと思います。もちろん、常識と思われていたことのなかに間違いがあったように、この本の内容もまた新たに書き変えられることもあるでしょう。そして、さらに情報や経験を積み重ねて、より効果が高く、害が少なく、根本から治る治療方法をみつけ、一人でも多くの子どもを救っていけるよう協力していきましょう。

また本書では、「なぜうちの子が…」「どうしてあげたらいいのか…」「この苦しい日々を終わらせたい」と子どもの病気をもっている親御さんに、少しでも手助けとなる情報や知識をお伝えしました。その多くは、私や私の仲間の医療経験に基づくものですし、いろいろな研究論文で示されたものです。実際に、パンをやめる、学校給食の牛乳をやめる、こういった取り組みだけで症状を改善できたケースも多々あるのです。通常の治療で改善がみられないときには、このように違った角度からのアプローチによって改善がみられることがあるのです。あきらめずに、できる範囲のことからやってみてください。

三年ほど前のことです。日本に初めて酵素栄養学を医療にとり入れた鶴見クリニック院長の鶴見隆史先生（ＮＰＯ法人鶴見酵素栄養学協会理事長）から「子どもと母親のための食事の本を書いてみませんか」とお話をいただきました。

子どもと母親のためにということでしたが、私は実際に子どもの診療を行っていたものの、小児科は専門外のため躊躇《ちゅうちょ》しました。しかし、本を読んだり、論文を調べたりしているうちに、今の日本には、医学的な分析をともなった（子どもと母親にとって必要な）情報が少ないことに気づきました。そして、前述のように間違った常識（情報）によって多くの子どもたちが病気を患い、病態を悪化させているという事実にジレンマを感じ、「総合内科医の私だからこそ書けるかもしれない」と思い、ペンを執った次第です。

こうやって本を書く作業を通して、自分にとっても、研修医時代、妊娠時などに医師でありながら知らなかったことがたくさんあった事実を思い知らされましたし、その頃の自分にも与えてほしかった情報を本書できちんと伝えなければいけないという使命感のようなものをもつこともできました。

お話をいただいてから三年も経ってしまいましたが、このような機会を与えていただいて本当に感謝いたします。

最後に、この本を出版することにご協力してくださった関係者の方々、そして日常の食の大切さに気づかせてくれ、いつもそばで支えてくれる家族にも感謝いたします。

ありがとうございました。

著　者

《参考文献》

【書　籍】（書名五十音順）

『安保徹の免疫学講義』（安保徹、三和書籍 2010）
『医者も知らない酵素の力』（エドワード・ハウエル、今村光一訳、中央アート出版 2009）
『給食で死ぬ!!』（大塚貢・西村修・鈴木昭平、コスモ 21 2012）
『給食のちから』（幕内秀夫・鈴木公子・清水修、風涛社 2004）
『キラー・フード あなたの寿命は「酵素」で決まる』（エドワード・ハウエル、川喜田昭雄・瀬野川知子訳、現代書林 1999）
『「酵素」の謎』（鶴見隆史、祥伝社新書 2013）
『子どものうつと発達障害』（星野仁彦、青春新書 2011）
『小麦は食べるな』（ウィリアム・デイビス、白澤卓二訳、日本文芸社 2013）
『自閉症と広汎性発達障害のための生物学的治療法』（ウィリアム・ショー、コスモ 21 2011）
『食生活と身体の退化―先住民の伝統食と近代食 その身体への驚くべき影響』増補・改訂版（W.A.Price、片山恒夫・恒志会訳、㈳農山漁村文化協会　2010）
『「重金属」体内汚染の真実』（大森隆史、東洋経済新報社 2010）
『食事でかかる新型栄養失調』（小若順一・国光美佳・食品と暮らしの安全基金、三五館 2010）
『発達障害の子どもが変わる食事』（ジュリー・マシューズ、大森隆史・小澤理絵訳、青春新書 2012）
『虫歯から始まる全身の病気』（ジョージ.E. マイニー、片山恒夫・恒志会訳、㈳農山漁村文化協会 2008）
『EPA の医学』（熊谷朗、中山書店 1994）
『Food Allergies and Food Intolerance Healing Arts Pres』（Jonathan Brostoff, Linda Gamlin, Healing Arts Press）
『IT'S ALL IN YOUR HEAD』（Huggins HA, Avery Trade）
『The Healing Power of Enzymes』（Dicqie Fuller, Forbes Custom Pub）
『The Yast Connection Handbook』（William G Crook, Square One Pub）

【論　文】（著者アルファベット順）

1. Bernard EM, Christiansen KJ, Tsang SF et al:Rate of arabinitol production by pathogenic yeast species. *J Clin Microbiol*. 1981;14(2):189-94.
2. Bolte ER:Autism and Clostridium tetani. *Med Hypotheses*. 1998;51(2):133-44
3. Cash HL, Hooper LV:Commensal bacteria shape intestinal immune system development. *ASM News*. 2007;71:77-83.

↖

4. Cheeseman MA: Artificial food color additives and child behavior. *Environ Health Perspect*. 2012;120(1):A15-6.
5. Colman RJ, Anderson RM, Johnson SC et al: Caloric restriction delays disease onset and mortality in rhesus monkeys. *Science*. 2009;325:201–4.
6. Cummings JH, Engyst HN: Gastrointestinal effects of food carbohydrate. *Am J Clin Nutr*. 1995;61(suppl):938S-45S.
7. Dong JY, Qin LQ: Dietary glycemic index, glycemic load, and risk of breast cancer: meta-analysis of prospective cohort studies. *Breast Cancer Res Treat*. 2011; 126(2):287-94.
8. El-Sayyad HI, El-Gmmal HL, Habak LA, et al: Stractural and ultrastructual evidence of neurotixic effects of fried potato chips on rat postnatal development. *Nutrition*. 2011;27(10):1066-75.
9. Farlow DW, Xu X, Veenstra TD et al: Quontitative measurement of endogenous estrogen metabolites, risk-factors for development of breast cancer, in commercial milk products by LC-MS/MS. *Analy Technol Biomed Life Sci*. 2009; 877(13):1327-34.
10. Finegold SM, Molitoris D, Song Y et al:Gastrointestinal microflora studies in late-onset autism. *Clin Infect Dis*. 2002;35(Suppl 1):S6-S16.
11. Frye RE, Melnyk S, Fuchs G et al:Effectiveness of methylcobalamin and folinic Acid treatment on adaptive behavior in children with autistic disorder is related to glutathione redox status. *Autism Res Treat*. 2013;2013:609705.
12. Fudenberg HH: Dialysable lymphocyte extract (DLyE) in infantile onset autism: a pilot study. *Biotherapy*. 1996;9(1-3):143-7.
13. Goddard AW, Ball SG, Martinez J et al:Current perspectives of the roles of the central norepinephrine system in anxiety and depression. *Depress Anxiety*. 2010; 27(4):339-50.
14. Gold AE, MacLeod KM, Frier BM et al: Changes in mood during acute hypoglycemia in healthy participants. *J Pers Soc Psychol*. 1995;68(3):498-504.
15. Hauss R:Gastrointestinal mycoses new *laboratorydiagnostic* tests for pathogenicity. Proceeding of American Academy of environmental Medicine Annual Meeting. 1996;282-285.
16. Hehemann JH, Correc G, Barbeyron T et al: Transfer of carbohydrate-active enzymes from marine bacteria to Japanese gut microbiota. *Nature*. 2010;464 (7290): 908-12.
17. Herrick K, Phillips DI, Haselden S et al: Maternal consumption of a high-meat, low-carbohydrate diet in late pregnancy: relation to adult cortisol concentrations in the offspring. *J Clin Endocrinol Metab*. 2003;88(8):3554-60.

↘

18. Howard AL, Robinson M, Smith GJ et al: ADHD is associated with a "Western" dietary pattern in adolescents.*J Atten Disord*. 2011;15(5):403-11.
19. Hvatum M, Kanerud L, Hallgren R et al:The gut-joint axis: cross reactive food antibodies in rheumatoid arthritis. *Gut*. 2006;55:1240-1247.
20. James SJ, Melnyk S, Fuchs G et al:Efficacy of methylcobalamin and folinic acid treatment on glutathione redox status in children with autism. *Am J Clin Nutr*. 2009;89(1):425-30.
21. James SJ, Melnyk S, Jernigan S et al:Abnormal transmethylation/transsulfuration metabolism and DNA hypomethylation among parents of children with autism. *J Autism Dev Disord*. 2008;38(10):1966-75.
22. Kodama K, Tojjar D, Yamada S et al: Ethnic Differences in the Relationship Between Insulin Sensitivity and Insulin Response. *Diabetes Care*. 2013;36(6):1789-96
23. 母乳推進プロジェクトチーム（児玉浩子、清水俊明ら）：小児科医と母乳育児推進 . 日本小児科学会雑誌 2011；115(8): 1363-1389.
24. Kretchmer N:Weaning: enzymatic adaptation. *Am J Clin Nutri*. 1985;391-398.
25. 新生児期における腸内細菌定着と母乳栄養の重要性. 北島博之、藤村正哲 日本未病システム学会雑誌 2006；12：122-125
26. Lagiou P, Sandin S, Lof M et al: Low carbohydrate-high protein diet and incidence of cardiovascular diseases in Swedish women: prospective cohort study. *BMJ*. 2012; 344:e4026.
27. Lambrot R, Xu C, Saint-Phar S et al:Low paternal dietary folate alters the mouse sperm epigenome and is associated with negative pregnancy outcomes. *Nature Communications*. 2013;4:2889.
28. Lonnerdal B: Biochemistry and physiological function of human milk proteins. *Am J Clin Nutr.* 1985;1299-1317.
29. Lonnerdal B: Nutritional and physiologic significance of human milk proteins. *Am J Clin Nutri*. 2003;77(suppl):1537S-43S.
30. Martin R, Nata AJ, Amor KB et al: Early life: gut microbiota and immune development in infancy. *Beneficial Microbes*. 2010;1(4):367-382.
31. Mead MN:You are what your mother ate. Enviromental Health Perspectives. *Environ Health Perspect*. 2007;115:A492-3.
32. Melnyk S, Fuchs GJ, Schulz E et al: Metabolic imbalance associated with methylation dysregulation and oxidative damage in children with autism. *J Autism Dev Disord*. 2012;42(3):367-77.
33. Millichap JG, Yee MM:The diet factor in attention-deficit/hyperactivity disorder. *Pediatrics*. 2012;129(2):330-7.

↖

34. Mistry HD, Williams PJ: The importance of antioxidant micronutrients in pregnancy. *Oxid Med Cell Longev*. 2011;841749.
35. Mith KM, Eaton AD, Finlayson LM et al: Oral Tolerance. *Am J Respir Crit Care Med*. 2000;162(supll):175S-78S.
36. Morley JE, Levine AS, Yamada T et al: Effect of exorphins on gastrointestinal function, hormonal release, and appetite. *Gastroenterology*. 1983;84(6):1517-23.
37. Novembre E, Vierucci A: Milk allergy/intolerance and atopic dermatitis in infancy and childhood. *Allergy*. 2001;56(supple67):105S-8S.
38. 大野博司、服部正平：常在細菌叢が操るヒトの健康と疾患、実験医学増刊、2014;32(5):639-834.
39. 大沢博：栄養と行動に関する研究—とくに機能性低血糖症について—岩手大学教育学部付属教育工学センター教育工学研究 1987;9:29-42.
40. Pelsser LM, Frankena K et al: Effect of a restricted elimination diet on the behaviour of children with attention-deficit hyperactivity disorder (INCA study): a randomized controlled trial. *Lancet*. 2011;377:494-503
41. Reusens B, Theys N, Remacle C: Alteration of mitochondrial function in adult rat offspring of malnourished dams. *World Journal of Diabetes*. 2011;2(9):149-157
42. Reynolds RM, Godfrey KM, Barker M et al: Stress responsiveness in adult life: influence of mother's diet in late pregnancy. *J Clin Endocrinol Metab*. 2007;92(6):2208-10
43. Rosa AO, Rapoport SI: Intracellular- and extracellular-derived Ca(2+) influence phospholipase A (2)-mediated fatty acid release from brain phospholipids. *Biochim Biophys Acta*. 2009;1791:697-705.
44. Samonis G, Gikas A, Toloudis P et al: Prospective study of the impact of broad-spectrum antibiotics on the yeast flora of the human gut. *Eur J Clin Microbiol Infect Dis*. 1994;13(8):665-7.
45. Sell DR, Monnier VM :Structure elucidation of a senescence cross-link from human extracellular matrix. Implication of pentoses in the aging process. *J Biol Chem*. 1989;264(36):21597-602.
46. Singh VK, Lin SX, Yang VC:Serological association of measles virus and human herpesvirus-6 with brain autoantibodies in autism. *Clin Immunol Immunopathol*. 1998;89(1):105-8.
47. Soderberg M, Edlund C et al: Fatty acid compositon of brain phospholipids in aging and in Alzheimer's disease. *Lipids*. 1991;26:421-425.
48. Sonuga-Barke EJ, Brandeis D, Cortese S et al: Nonpharmacological interventions for ADHD: systematic review and meta-analyses of randomized controlled trials of dietary and psychological treatments; European ADHD Guidelines

↘

Group. *Am J Psychiatry*. 2013;170(3):275-89.
49. St Clair D, Xu M, et al: Rates of adult schizophrenia following prenatal exposure to the Chinese famine of 1959-1961. *JAMA*. 2005;294:557-562.
50. Susser ES, Lin SP: Schizophrenia after prenatal exposure to Dutch Hunger Winter of 1944-1945. 1992;49:983-88.
51. Takahashi M, Fukunaga H, Kaneto H et al: Behavioral and pharmacological studies on gluten exorphin A5, a newly isolated bioactive food protein fragment, in mice. *Jpn J Pharmacol*. 2000;84(3):259-265.
52. Tzanetakou IP, Mikhailidis DP, Perrea DN: Nutrition during pregnancy and the effect of carbohydrates on the offspring's metabolic profile: in search of the " Perfect maternal diet". *The Open Cardiovascular Medicine Journal*. 2011;5: 103-109.
53. Uchiyama-Tanaka Y : A ten-patient case study on the influence of two different probiotics on individual intestinal microbiota. *J Altern Complement Med*. 2014;20(10):800-3.
54. Uchiyama-Tanaka Y, Mori Y: Effect of eicosapentaenoic acid supplementation on immunoglobulin A nephropathy. *Ther Apher Dial*. 2010;14:303-307.
55. Wells JC: The Thrifty phenotype as an adaptive maternal effect. *Biol Rev Camb Philos Soc*. 2007;82(1):143-72.
56. Weiss R, Bremer AA, Lustig RH:What is metabolic syndrome, and why are children getting it? *Ann N Y Acad Sci*. 2013;123-140.
57. Yoshizaki K, Osumi N: Neurogenesis in the brain predicts our mind. *Jpn J Psychosom Med*. 2011;51:19-27.

Addictive foods. Alpha Nutrition. http://www.nutramed.com/eatingdisorders/addictive.htm
Goebel SU: Celiac Sprue. Medscape Drug, Diseases and Procedures. http://www.emedicine.com/MED/topic308.htm; updated: Sep 23, 2013.
Groenewald M: Milk allergy and intolerance. Allergy Society of South Africa. http://www.allergysa.org/milk.htm 2002
Paul Runge:"Controlling the diagnosis and treatment of hyperactive children in Europe, "Parliamentary Assembly Council of Europe Preliminary Draft Report, (Statement) 2002.
NHK特集「シリーズ・子供からの赤信号」第１回“からだに何かが起きている”アンケート調査結果

内山 葉子（うちやま・ようこ）
関西医科大学卒業。大学病院・総合病院で腎臓内科・循環器・内分泌を専門に臨床・研究を行った後、福岡県北九州市で葉子クリニックを開設。現在、同クリニック院長。
医学博士、総合内科専門医、腎臓内科専門医、ホメオパシー専門医。
自然医療や漢方・機能性食品などの補完・代替医療と西洋医学、こころのケアなどを統合的に行い、難治性の疾患の診療を日々行っている。2児の母親。

● 葉子クリニック　http://www.yoko-clinic.net/
TEL 093-651-0880

子どもの病気は食事で治す

2014年 9月 1日 初版 第1刷 発行
2017年 6月 30日 第3刷 発行

著　者　内山 葉子
発行者　安田 喜根
発行所　株式会社 評言社
東京都千代田区神田小川町 2 - 3 - 13
M&C ビル 3 F（〒 101 - 0052）
TEL 03 - 5280 - 2550（代表）
http://www.hyogensha.co.jp
印刷　㈱シナノパブリッシングプレス

ISBN978-4-8282-0573-1 C0077
定価はカバーに表示してあります。